IMUNITAS
TERHADAP INFEKSI BAKTERI

PANDUAN SERU
Untuk Mahasiswa
Kedokteran Tahun
Pertama
Dalam Dunia Penyakit
Infeksi

Ika N. Kadariswantiningsih, dr., MMSc., Ph.D

Prakata

Puji syukur kami panjatkan ke hadirat Tuhan Yang Maha Esa, karena atas rahmat dan karunia-Nya, buku ini dapat terselesaikan. Buku "Imunitas terhadap Infeksi Bakteri: Panduan Seru untuk Mahasiswa Kedokteran Tahun Pertama dalam Dunia Penyakit Infeksi" hadir sebagai salah satu upaya untuk memperkaya literatur di bidang mikrobiologi dan imunologi, khususnya untuk mahasiswa kedokteran tahun pertama.

Tujuan utama penyusunan buku ini adalah memberikan pengantar yang komprehensif namun menarik mengenai karakteristik bakteri dan sistem kekebalan tubuh. Kami berharap buku ini dapat menjadi fondasi yang kuat bagi mahasiswa dalam memahami dasar-dasar bakteriologi, mekanisme patogenitas, serta respon imun tubuh terhadap infeksi bakteri. Materi disusun secara sistematis, mulai dari pengenalan dasar bakteri hingga inovasi terbaru dalam pengobatan infeksi bakteri.

Kami menyadari pentingnya menghadirkan konten yang dapat memotivasi dan menginspirasi minat belajar mahasiswa. Oleh karena itu, buku ini dilengkapi dengan studi kasus, dan latihan interaktif yang dirancang untuk memudahkan pemahaman serta memberikan konteks praktis dari teori yang dipelajari. Berikut adalah cara optimal untuk memanfaatkan buku ini dalam proses pembelajaran:

1. Pendekatan Bertahap

Mulailah dengan membaca Bab 1 hingga Bab 6 untuk mendapatkan pemahaman dasar tentang bakteriologi dan struktur sel bakteri. Setiap bab dirancang untuk memberikan pengetahuan dasar yang akan berguna dalam memahami bab-bab selanjutnya.

2. Pendalaman Materi

Setelah memahami dasar-dasar, lanjutkan dengan Bab 7 hingga Bab 15 yang membahas mekanisme patogenitas bakteri, respon imun, dan strategi pengobatan. Bab-bab ini akan memberikan wawasan yang lebih mendalam tentang interaksi bakteri dengan sistem kekebalan tubuh dan tantangan dalam pengobatan infeksi.

3. Latihan Interaktif

Manfaatkan latihan interaktif yang terdapat di akhir setiap bab untuk menguji pemahaman Anda. Latihan-latihan ini dirancang untuk memperkuat konsep yang telah dipelajari dan membantu dalam penerapan klinis.

4. Studi Kasus

Studi kasus memberikan konteks klinis nyata yang membantu mengaitkan teori dengan praktik.

5. Review dan Diskusi

Lakukan review rutin terhadap materi yang telah dipelajari dan diskusikan dengan teman sekelas atau kelompok belajar. Diskusi membantu memperdalam pemahaman dan mengidentifikasi area yang memerlukan penjelasan lebih lanjut.

Kami mengucapkan terima kasih kepada semua pihak yang telah berkontribusi dalam penyusunan buku ini, mulai dari para penulis, editor, hingga reviewer yang telah memberikan masukan berharga. Semoga buku ini dapat memberikan manfaat yang besar bagi mahasiswa kedokteran dan menjadi referensi yang andal dalam bidang mikrobiologi dan imunologi.

Akhir kata, kami mengundang kritik dan saran dari para pembaca untuk penyempurnaan edisi berikutnya. Semoga buku ini dapat menjadi bagian dari perjalanan akademis dan profesional yang sukses bagi setiap pembaca.

Selamat belajar dan semoga sukses!

Surabaya, Mei 2024
Ika N. Kadariswantiningsih

Daftar Isi

Table of Contents

Bagian I:

Pengantar dan Dasar-dasar Bakteriologi

Bab 1

Pengantar Bakteriologi

A. Capaian Pembelajaran Mata Kuliah

Mahasiswa memahami definisi dan sejarah bakteriologi serta peran penting bakteri dalam kesehatan dan penyakit.

1.1: Mahasiswa mampu menjelaskan definisi dan sejarah perkembangan bakteriologi.

1.2: Mahasiswa mampu mengidentifikasi peran bakteri dalam kesehatan dan penyakit.

1.3: Mahasiswa mampu menerapkan metode dan teknik dasar dalam studi bakteri.

B. Paparan Materi

1.1 Definisi dan Sejarah Bakteriologi

Bakteriologi adalah cabang ilmu mikrobiologi yang mempelajari bakteri, organisme mikroskopis yang ditemukan di hampir setiap lingkungan di bumi. Istilah bakteri berasal dari bahasa Yunani "bakterion," yang berarti batang kecil, merujuk pada bentuk bakteri pertama yang diamati. Sejarah bakteriologi dimulai pada abad ke-17 dengan penemuan mikroskop oleh Antonie van Leeuwenhoek. Menggunakan mikroskop sederhana yang ia buat sendiri, van Leeuwenhoek adalah orang pertama yang mengamati dan mendeskripsikan mikroorganisme yang ia sebut "animalcules." Observasi ini mencakup bakteri dan protozoa, yang membuka pintu bagi pengembangan ilmu mikrobiologi lebih lanjut.

Pada abad ke-19, Louis Pasteur membuktikan bahwa mikroorganisme bertanggung jawab atas fermentasi dan pembusukan. Ia juga memperkenalkan proses pasteurisasi untuk mencegah kontaminasi makanan dan minuman oleh mikroorganisme patogen. Pasteur mengembangkan vaksin pertama untuk rabies dan antraks, menunjukkan bahwa mikroorganisme bisa dimanipulasi untuk tujuan medis. Salah satu eksperimen terkenal Pasteur adalah penolakan teori generasi spontan melalui penggunaan labu berleher angsa yang menunjukkan bahwa mikroorganisme tidak muncul secara spontan di cairan steril.

Robert Koch, seorang ilmuwan Jerman, menyumbangkan banyak konsep penting dalam bakteriologi, termasuk postulat Koch, serangkaian kriteria yang digunakan untuk menghubungkan mikroorganisme tertentu dengan penyakit spesifik. Koch berhasil mengisolasi bakteri yang menyebabkan penyakit seperti tuberkulosis dan kolera, memperkuat gagasan bahwa mikroorganisme spesifik dapat menyebabkan penyakit tertentu. Penemuan-penemuan ini menandai era baru dalam bakteriologi klinis dan mendorong pengembangan antibiotik dan teknik sterilisasi modern.

1.2 Peranan Bakteri dalam Kesehatan dan Penyakit

Bakteri memainkan peran ganda dalam kesehatan manusia, yang dapat dibagi menjadi peran menguntungkan dan peran patogenik.

1.2.1 Peran Menguntungkan

Bakteri yang bersimbiosis dengan tubuh manusia, seperti Lactobacillus dan Bifidobacterium, memiliki banyak manfaat untuk kesehatan pencernaan dan sistem imun. Bakteri ini membantu mencerna makanan, mensintesis vitamin seperti vitamin K dan beberapa vitamin B, dan melindungi tubuh dari infeksi dengan cara bersaing dengan patogen untuk mendapatkan nutrisi dan ruang. Bakteri komensal ini juga berperan dalam modulasi sistem imun, membantu mengembangkan dan mempertahankan respons imun yang seimbang dan efektif.

1.2.2 Peran Patogenik

Namun, beberapa bakteri dapat menyebabkan penyakit serius. Misalnya, Mycobacterium tuberculosis adalah agen penyebab tuberkulosis, penyakit yang menyerang paru-paru dan dapat menyebar ke organ lain. Escherichia coli, yang biasanya hidup di usus manusia tanpa menyebabkan masalah, dapat menyebabkan infeksi saluran kemih, gastroenteritis, dan infeksi lain jika strain patogen tertentu masuk ke bagian tubuh yang salah. *Staphylococcus aureus*, terutama strain yang resistan terhadap methicillin (MRSA), dapat menyebabkan infeksi kulit, pneumonia, dan sepsis.

Pemahaman mengenai mikrobioma manusia—kumpulan mikroorganisme yang hidup dalam tubuh kita—telah membuka jalan bagi terapi baru, seperti transplantasi mikrobiota fecal (FMT) untuk mengobati infeksi Clostridium difficile yang resisten terhadap pengobatan konvensional. Terapi ini melibatkan transfer tinja dari donor sehat ke pasien untuk mengembalikan keseimbangan mikrobiota usus, menunjukkan bagaimana manipulasi bakteri dapat digunakan untuk mengobati penyakit.

1.3 Metode dan Teknik Dasar dalam Studi Bakteri

Studi bakteri memerlukan pemahaman tentang berbagai teknik dasar yang esensial untuk isolasi, identifikasi, dan karakterisasi bakteri:

1.3.1 Kultur Bakteri

Teknik ini melibatkan penumbuhan bakteri pada media nutrisi tertentu untuk isolasi dan identifikasi. Bakteri ditumbuhkan pada media padat (agar) atau cair (broth) untuk mempelajari sifat-sifatnya. Media diferensial dan selektif dapat digunakan untuk membedakan dan mengisolasi bakteri berdasarkan sifat biokimia mereka.

1.3.2 Pewarnaan Gram

Dikembangkan oleh Hans Christian Gram pada tahun 1884, teknik pewarnaan ini membedakan bakteri berdasarkan struktur dinding sel mereka. Bakteri Gram-positif memiliki dinding sel tebal yang mempertahankan pewarnaan kristal violet, sedangkan bakteri Gram-negatif memiliki dinding sel tipis yang tidak mempertahankan pewarnaan dan memerlukan pewarnaan kontras dengan safranin untuk terlihat di bawah mikroskop. Pewarnaan Gram adalah alat diagnostik yang penting, memungkinkan identifikasi cepat jenis bakteri yang mungkin terlibat dalam infeksi.

1.3.3 Teknik Mikroskopi

Penggunaan mikroskop cahaya dan elektron untuk mengamati morfologi dan struktur bakteri. Mikroskop cahaya berguna untuk pengamatan umum, sementara mikroskop elektron memberikan resolusi yang lebih tinggi untuk melihat detail ultrastruktur bakteri, seperti flagela, pili, dan membran sel.

1.3.4 Uji Biokimia

Metode ini digunakan untuk menentukan aktivitas enzimatik dan jalur metabolisme bakteri. Uji-uji ini termasuk fermentasi karbohidrat, produksi gas, hidrolisis gelatin, dan dekarboksilasi asam amino. Setiap bakteri memiliki profil biokimia yang unik yang dapat digunakan untuk identifikasi spesies. Misalnya, uji katalase dan oksidase sering digunakan untuk membedakan antara berbagai kelompok bakteri.

1.3.5 Teknik Molekuler

Dengan kemajuan teknologi, teknik molekuler seperti PCR (Polymerase Chain Reaction) dan sequencing gen 16S rRNA telah menjadi alat penting dalam identifikasi dan klasifikasi bakteri. Teknik ini memungkinkan deteksi cepat dan spesifik patogen, serta analisis filogenetik untuk memahami hubungan evolusioner antar bakteri.

Teknik-teknik ini adalah dasar dari banyak studi bakteriologi dan telah memungkinkan ilmuwan untuk mengklasifikasikan dan memahami beragam bakteri yang ada di alam. Memahami teknik dasar ini juga penting dalam penelitian klinis dan diagnostik, memungkinkan identifikasi dan pengobatan yang tepat untuk infeksi bakteri.

C. Rangkuman

Bab ini memberikan pengantar mendalam tentang bakteriologi, mencakup definisi dan sejarahnya, peran penting bakteri dalam kesehatan dan penyakit, serta metode dan teknik dasar yang digunakan dalam studi bakteri. Pemahaman tentang konsep-konsep ini adalah esensial bagi mahasiswa kedokteran untuk dapat mengeksplorasi lebih lanjut tentang mikroorganisme yang berpengaruh pada kesehatan manusia dan pengobatan penyakit infeksi.

D. Latihan dan Pembahasan

Latihan 1

Soal: Jelaskan peran penting Antonie van Leeuwenhoek dalam perkembangan bakteriologi!

Pembahasan: Antonie van Leeuwenhoek adalah ilmuwan pertama yang mengamati bakteri menggunakan mikroskop sederhana yang ia buat sendiri. Pengamatannya tentang "animalcules" membuka jalan bagi pengembangan lebih lanjut dalam ilmu mikrobiologi dan bakteriologi. Penemuan ini penting karena mengungkap keberadaan dunia mikroorganisme yang sebelumnya tidak diketahui.

Latihan 2

Soal: Bandingkan dan kontras peran bakteri menguntungkan dan patogen dalam tubuh manusia.

Pembahasan: Bakteri menguntungkan seperti Lactobacillus membantu pencernaan dan meningkatkan kesehatan imun dengan bersaing melawan patogen untuk mendapatkan nutrisi dan ruang. Mereka juga berkontribusi dalam sintesis vitamin dan mencegah kolonisasi patogen. Sebaliknya, bakteri patogen seperti Mycobacterium tuberculosis dapat menyebabkan penyakit serius seperti tuberkulosis dengan menginfeksi organ tubuh dan menghindari respon imun tubuh.

Latihan 3

Soal: Mengapa pewarnaan Gram penting dalam identifikasi bakteri?

Pembahasan: Pewarnaan Gram penting karena membantu membedakan bakteri berdasarkan struktur dinding sel mereka, yang berdampak pada diagnosis dan pilihan pengobatan yang tepat. Bakteri Gram-positif memiliki dinding sel tebal yang mempertahankan pewarnaan kristal violet, sementara bakteri Gram-negatif memiliki dinding sel tipis yang memerlukan pewarnaan kontras dengan safranin untuk terlihat di bawah mikroskop. Informasi ini penting dalam menentukan sensitivitas bakteri terhadap antibiotik tertentu.

E. Soal Ujian dan Evaluasi

Soal Ujian 1

Soal: Diskusikan pentingnya pewarnaan Gram dalam identifikasi bakteri!

Pembahasan: Pewarnaan Gram penting karena membantu membedakan bakteri berdasarkan struktur dinding sel mereka. Bakteri Gram-positif memiliki dinding sel tebal yang mempertahankan pewarnaan kristal violet, sedangkan bakteri Gram-negatif memiliki dinding sel tipis yang tidak mempertahankan pewarnaan dan memerlukan pewarnaan kontras dengan safranin untuk terlihat di bawah mikroskop. Informasi ini kritis untuk diagnosis klinis dan menentukan terapi antibiotik yang tepat.

Soal Ujian 2

Soal: Apa kontribusi utama Robert Koch dalam bidang bakteriologi?

Pembahasan: Kontribusi utama Robert Koch adalah pengembangan postulat Koch, yang menghubungkan mikroorganisme tertentu dengan penyakit spesifik. Postulat ini menjadi dasar untuk diagnosis penyakit infeksi dan telah memungkinkan identifikasi dan pemahaman patogen penyebab penyakit seperti tuberkulosis dan antraks. Koch juga mengembangkan teknik kultur bakteri yang memungkinkan isolasi dan studi lebih lanjut tentang patogen.

Bab 2

Struktur dan Fungsi Sel Bakteri

A. Capaian Pembelajaran Mata Kuliah

Mahasiswa memahami struktur dan fungsi sel bakteri serta peran masing-masing komponen dalam kelangsungan hidup dan patogenisitas bakteri.

2.1: Mahasiswa mampu menjelaskan struktur dan fungsi dinding sel bakteri.

2.2: Mahasiswa mampu menggambarkan struktur dan fungsi membran plasma bakteri.

2.3: Mahasiswa dapat menjelaskan komponen-komponen sitoplasma bakteri dan fungsinya.

2.4: Mahasiswa mampu mendeskripsikan nukleoid dan materi genetik bakteri.

B. Paparan Materi

2.1 Dinding Sel Bakteri

Dinding sel bakteri adalah struktur kompleks yang memberikan bentuk dan kekuatan mekanik kepada sel bakteri, serta melindunginya dari tekanan osmotik. Dinding sel bakteri dapat dibedakan menjadi dua jenis utama berdasarkan pewarnaan Gram: Gram-positif dan Gram-negatif.

2.1.1 Bakteri Gram-Positif

Memiliki dinding sel yang tebal yang terdiri dari beberapa lapisan peptidoglikan (murein), yang memperkuat struktur dinding. Peptidoglikan adalah polimer yang terdiri dari gula dan asam amino yang membentuk jaring-jaring kuat di sekitar sel. Selain itu, terdapat asam teikoik dan asam lipoteikoik yang memperkuat dan memperpanjang dinding sel, serta berperan dalam proses patogenisitas. Asam teikoik adalah polimer fosfat alkohol yang terikat pada peptidoglikan atau membran plasma, membantu dalam mempertahankan struktur dan regulasi ionik.

Dinding sel Gram-positif juga mengandung polisakarida dan protein yang berperan dalam interaksi seluler dan pengenalan oleh sistem imun inang. Peptidoglikan tebal memungkinkan bakteri Gram-positif mempertahankan pewarnaan kristal violet selama proses pewarnaan Gram.

2.1.2 Bakteri Gram-Negatif

Memiliki dinding sel yang lebih tipis dan lebih kompleks. Lapisan peptidoglikan pada bakteri Gram-negatif lebih tipis dan terletak di antara dua membran, yaitu membran dalam (membran plasma) dan membran luar. Membran luar mengandung lipopolisakarida (LPS), yang terdiri dari lipid A, oligosakarida inti, dan rantai O-polysaccharide. LPS berperan penting dalam sistem imun inang dan dapat memicu respon inflamasi yang kuat. Lipid A merupakan komponen endotoksik yang dapat menyebabkan demam dan syok septik.

Selain peptidoglikan, membran luar mengandung protein porin yang membentuk saluran untuk masuknya molekul kecil dan ion, serta protein lipoprotein Braun yang mengikat peptidoglikan ke membran luar. Kompleksitas dinding sel Gram-negatif membuatnya lebih tahan terhadap beberapa antibiotik dan agen antimikroba.

2.2 Membran Plasma

Membran plasma bakteri adalah lapisan fosfolipid bilayer yang mengelilingi sitoplasma dan berfungsi sebagai penghalang selektif yang mengatur perpindahan zat masuk dan keluar sel. Tidak seperti membran sel eukariotik, membran plasma bakteri tidak mengandung sterol, kecuali pada genus Mycoplasma yang memiliki sterol seperti hopanoid untuk menjaga fluiditas membran.

2.2.1 Komposisi dan Struktur

Membran plasma terdiri dari lapisan ganda fosfolipid dengan protein integral dan perifer. Fosfolipid membentuk struktur dasar membran dengan kepala hidrofilik yang menghadap keluar dan ekor hidrofobik yang menghadap ke dalam, menciptakan penghalang yang selektif terhadap molekul tertentu. Protein integral tertanam dalam lapisan fosfolipid dan berfungsi dalam transportasi zat, transmisi sinyal, dan aktivitas enzimatik. Protein perifer berikatan dengan permukaan membran dan berfungsi dalam proses-proses seperti pembentukan dinding sel dan pembelahan sel.

Membran plasma juga mengandung protein porin yang membentuk saluran untuk transportasi pasif molekul kecil dan ion. Selain itu, terdapat enzim-enzim yang berperan dalam sintesis dinding sel dan reaksi metabolik penting lainnya.

2.2.2 Fungsi Membran Plasma

Membran plasma berfungsi sebagai penghalang selektif yang mengatur perpindahan zat masuk dan keluar sel, memastikan bahwa hanya molekul tertentu yang dapat melewati membran. Transportasi zat dapat terjadi secara pasif melalui difusi sederhana atau difusi terfasilitasi, atau secara aktif melalui pompa protein yang menggunakan energi ATP.

Selain berfungsi sebagai penghalang selektif, membran plasma juga berperan dalam proses respirasi dan fotosintesis pada bakteri yang bersangkutan. Enzim-enzim yang terlibat dalam rantai transpor elektron dan fosforilasi oksidatif tertanam dalam membran ini. Proses ini menghasilkan ATP yang diperlukan untuk berbagai aktivitas seluler.

Membran plasma juga terlibat dalam komunikasi sel-sel, menerima dan mengirimkan sinyal dari dan ke lingkungan luar sel.

2.3 Sitoplasma dan Komponennya

Sitoplasma bakteri adalah cairan seperti gel yang mengisi ruang dalam sel dan mengandung berbagai komponen penting:

2.3.1 Ribosom

Bakteri memiliki ribosom 70S yang terdiri dari subunit 50S dan 30S. Ribosom ini bertanggung jawab untuk sintesis protein dan merupakan target beberapa antibiotik seperti streptomisin, tetrasiklin, dan kloramfenikol. Ribosom bakteri berbeda dari ribosom eukariotik (80S), memungkinkan selektivitas dalam pengobatan antibiotik.

Ribosom ini terlibat dalam translasi mRNA menjadi polipeptida, yang kemudian akan dilipat menjadi protein fungsional yang penting untuk struktur dan fungsi seluler.

2.3.2 Mesosom

Struktur membran yang terlipat ke dalam sitoplasma, mesosom diyakini berperan dalam pembelahan sel dan distribusi kromosom selama pembelahan sel. Mesosom juga berfungsi sebagai tempat utama untuk aktivitas enzimatik yang berhubungan dengan respirasi, mirip dengan fungsi mitokondria pada sel eukariotik.

Mesosom dapat membantu dalam proses pembentukan dinding sel baru selama pembelahan sel dengan menyediakan area tambahan untuk sintesis peptidoglikan.

2.3.3 Badan Inklusi

Ini adalah penyimpanan zat-zat seperti glikogen, polifosfat, sulfur, dan polyhydroxybutyrate (PHB). Badan inklusi membantu sel bakteri menyimpan energi dan bahan bangunan untuk digunakan di masa depan. Glikogen dan PHB disimpan sebagai granula yang dapat digunakan sebagai sumber energi ketika sumber eksternal terbatas.

Badan inklusi juga dapat mengandung enzim yang terlibat dalam metabolisme zat-zat yang disimpan, memungkinkan bakteri untuk memanfaatkan simpanan energi dengan efisien saat diperlukan.

2.4 Nukleoid dan Materi Genetik Bakteri

Nukleoid adalah area dalam sitoplasma yang mengandung materi genetik bakteri, yaitu DNA sirkular tunggal. Tidak seperti nukleus pada sel eukariotik, nukleoid tidak dibatasi oleh membran nuklear.

2.4.1 Struktur Nukleoid

Nukleoid terdiri dari DNA sirkular ganda yang sangat terkompaksi dan berasosiasi dengan protein-protein tertentu yang membantu dalam pengaturan ekspresi gen dan replikasi DNA. DNA bakteri sering kali superkoiled untuk memadatkan materi genetik dalam ruang yang terbatas.

Protein yang berasosiasi dengan DNA dalam nukleoid berfungsi dalam proses-proses seperti replikasi, transkripsi, dan perbaikan DNA.

2.4.2 Plasmid

Selain kromosom utama, banyak bakteri memiliki plasmid, yaitu molekul DNA sirkular kecil yang dapat mereplikasi secara independen. Plasmid sering mengandung gen-gen yang memberikan keuntungan selektif, seperti resistensi antibiotik, kemampuan untuk menghasilkan toksin, atau metabolisme zat-zat tertentu yang tidak dapat diuraikan oleh bakteri tanpa plasmid.

Plasmid dapat berpindah antar bakteri melalui proses konjugasi, transformasi, atau transduksi, yang memungkinkan penyebaran cepat gen-gen adaptif dalam populasi bakteri.

C. Rangkuman

Bab ini membahas struktur dan fungsi sel bakteri secara mendalam, meliputi dinding sel, membran plasma, komponen sitoplasma, serta nukleoid dan materi genetik. Setiap komponen memiliki peran penting dalam kelangsungan hidup bakteri dan kemampuannya untuk beradaptasi terhadap lingkungan serta berinteraksi dengan inang.

D. Latihan dan Pembahasan

Latihan 1

Soal: Jelaskan perbedaan utama antara dinding sel bakteri Gram-positif dan Gram-negatif!

Pembahasan: Bakteri Gram-positif memiliki dinding sel tebal yang terdiri dari banyak lapisan peptidoglikan dan mengandung asam teikoik, sementara bakteri Gram-negatif memiliki dinding sel tipis dengan sedikit peptidoglikan dan dilapisi oleh membran luar yang mengandung lipopolisakarida.

Latihan 2

Soal: Apa fungsi utama membran plasma pada bakteri?

Pembahasan: Membran plasma berfungsi sebagai penghalang selektif yang mengatur perpindahan zat masuk dan keluar sel, serta berperan dalam respirasi seluler dan aktivitas enzimatik.

Latihan 3

Soal: Sebutkan dan jelaskan fungsi dari dua komponen utama yang ditemukan dalam sitoplasma bakteri!

Pembahasan: Ribosom berfungsi dalam sintesis protein, sementara badan inklusi berfungsi sebagai tempat penyimpanan zat-zat seperti glikogen dan polifosfat yang digunakan untuk energi dan bahan bangunan.

E. Soal Ujian dan Evaluasi

Soal Ujian 1

Soal: Diskusikan peran lipopolisakarida (LPS) dalam bakteri Gram-negatif.

Pembahasan: LPS adalah komponen utama dari membran luar bakteri Gram-negatif yang berfungsi sebagai penghalang perlindungan, serta dapat memicu respon imun yang kuat pada inang. Komponen lipid A dari LPS bersifat endotoksik dan dapat menyebabkan demam dan peradangan.

Soal Ujian 2

Soal: Apa peran plasmid dalam adaptasi bakteri terhadap lingkungan yang berubah?

Pembahasan: Plasmid mengandung gen-gen yang memberikan keuntungan adaptif, seperti resistensi terhadap antibiotik atau kemampuan untuk memetabolisme senyawa tertentu, memungkinkan bakteri untuk bertahan hidup dan berkembang biak dalam kondisi lingkungan yang berubah.

Bab 3

Klasifikasi Bakteri

A. Capaian Pembelajaran Mata Kuliah

Mahasiswa memahami sistem klasifikasi bakteri, teknik pewarnaan Gram, serta klasifikasi berdasarkan morfologi dan metode biokimia.

3.1: Mahasiswa mampu menjelaskan sistem klasifikasi bakteri.

3.2: Mahasiswa mampu menerapkan teknik pewarnaan Gram dan memahami aplikasinya dalam klinis.

3.3: Mahasiswa dapat mengklasifikasikan bakteri berdasarkan morfologi dan metode biokimia.

B. Paparan Materi

3.1 Sistem Klasifikasi Bakteri

Klasifikasi bakteri adalah proses menempatkan bakteri dalam kelompok terorganisir berdasarkan karakteristik tertentu. Sistem klasifikasi memudahkan identifikasi, studi evolusi, dan penanganan klinis terhadap bakteri. Ada beberapa sistem klasifikasi yang digunakan dalam bakteriologi:

3.1.1 Berdasarkan Struktur Genetik (Filogenetik)

3.1.1.1 Analisis 16S rRNA

Ini adalah metode yang paling umum digunakan untuk klasifikasi filogenetik. Gen 16S rRNA ada di semua bakteri dan memiliki daerah konservatif dan variabel. Analisis sekuens 16S rRNA memungkinkan ilmuwan untuk menentukan hubungan evolusioner antara berbagai spesies bakteri.

Metode ini sangat penting untuk mengidentifikasi bakteri yang tidak dapat diklasifikasikan dengan metode fenotipik tradisional.

3.1.1.2 Whole Genome Sequencing (WGS)

Teknik ini memberikan gambaran lengkap tentang genom bakteri, memungkinkan klasifikasi yang lebih rinci dan akurat. WGS dapat mengidentifikasi perbedaan genetik kecil antara strain bakteri dan digunakan dalam studi epidemiologi dan evolusi.

3.1.2 Berdasarkan Fenotipe

3.1.2.1 Morfologi

Termasuk bentuk dan ukuran sel, pengaturan sel (misalnya, diplokokus, streptokokus, stafilokokus), dan struktur khusus seperti flagela dan spora.

3.1.2.2 Pewarnaan Gram

Bakteri dibedakan menjadi Gram-positif dan Gram-negatif berdasarkan struktur dinding sel mereka.

3.1.2.3 Karakteristik Biokimia

Meliputi kemampuan bakteri untuk memfermentasi berbagai substrat, aktivitas enzim, dan kebutuhan nutrisi. Uji-uji ini mencakup fermentasi karbohidrat, produksi gas, dan penguraian substrat tertentu.

3.1.3 Berdasarkan Ekologi

3.1.3.1 Habitat

Mengelompokkan bakteri berdasarkan habitatnya, seperti bakteri tanah, bakteri laut, dan bakteri yang hidup di lingkungan ekstrim (ekstremofil).

3.1.3.2 Peran Ekologis

Bakteri diklasifikasikan berdasarkan perannya dalam ekosistem, seperti pengurai, simbion, atau patogen.

3.1.4 Berdasarkan Patogenisitas

3.1.4.1 Patogen Manusia

Bakteri yang menyebabkan penyakit pada manusia, seperti Mycobacterium tuberculosis dan Staphylococcus aureus.

3.1.4.2 Patogen Hewan

Bakteri yang menyebabkan penyakit pada hewan, seperti Bacillus anthracis.

3.1.4.3 Patogen Tumbuhan

Bakteri yang menyebabkan penyakit pada tumbuhan, seperti Agrobacterium tumefaciens.

3.2 Teknik Pewarnaan Gram dan Aplikasi Klinis

Teknik pewarnaan Gram adalah metode penting dalam bakteriologi untuk membedakan dua kelompok utama bakteri berdasarkan struktur dinding sel mereka: Gram-positif dan Gram-negatif. Teknik ini dikembangkan oleh Hans Christian Gram pada tahun 1884 dan menjadi prosedur standar dalam identifikasi bakteri.

Prosedur Pewarnaan Gram

1. Buat apusan dai koloni bakteri atau sediaan langsung pada slide dan fiksasi dengan panas.

2. Slide kemudian diwarnai dengan kristal violet (pewarna utama).

3. Slide digenangi dengan larutan iodine, yang membentuk kompleks dengan kristal violet dalam sel.

4. Slide dicuci dengan alkohol atau aseton (agen dekolorisasi), yang menyebabkan bakteri Gram-negatif kehilangan pewarnaan kristal violet.

5. Slide diwarnai ulang dengan safranin atau fuchsin sebagai pewarna kontras, yang mewarnai bakteri Gram-negatif menjadi merah atau merah muda.

Aplikasi Klinis

Diagnostik Infeksi: Teknik pewarnaan Gram digunakan dalam laboratorium klinis untuk diagnosis cepat infeksi bakteri dari sampel klinis seperti darah, urin, sputum, dan cairan serebrospinal. Pewarnaan Gram memberikan petunjuk awal tentang jenis bakteri yang mungkin menyebabkan infeksi dan memandu pemilihan antibiotik awal.

Penggunaan dalam Mikrobiologi: Teknik ini juga membantu dalam penelitian mikrobiologi untuk mempelajari struktur dinding sel dan mengklasifikasikan bakteri baru yang ditemukan. Sebagai contoh, identifikasi bakteri penyebab pneumonia atau meningitis sering kali dimulai dengan pewarnaan Gram untuk memberikan petunjuk awal mengenai terapi yang sesuai.

3.3 Klasifikasi Berdasarkan Morfologi dan Metode Biokimia

Klasifikasi berdasarkan morfologi dan metode biokimia adalah pendekatan yang digunakan untuk mengidentifikasi bakteri berdasarkan bentuk fisik mereka dan reaksi biokimia yang mereka lakukan.

3.3.1 Klasifikasi Berdasarkan Morfologi

3.3.1.1 Bentuk Sel

Bakteri dapat berbentuk kokus (bulat), basil (batang), spiral (spirillum atau spirochete), atau bentuk lain seperti vibrio (koma). Bentuk sel membantu dalam identifikasi awal bakteri di bawah mikroskop. Misalnya, kokus biasanya ditemukan dalam kelompok-kelompok, sementara basil cenderung tersusun sendiri atau dalam rantai.

3.3.1.2 Pengaturan Sel

Bakteri dapat berkelompok dalam pola tertentu seperti pasangan (diplokokus), rantai (Streptokokus), atau kelompok seperti anggur (Staphylokokus). Pengaturan ini memberikan petunjuk tambahan untuk identifikasi bakteri.

3.3.2 Klasifikasi Berdasarkan Metode Biokimia

3.3.2.1 Uji Fermentasi Karbohidrat

Menguji kemampuan bakteri untuk memfermentasi karbohidrat tertentu menjadi asam atau gas. Misalnya, uji fermentasi glukosa dapat menunjukkan apakah bakteri tersebut dapat menguraikan glukosa menjadi asam laktat atau gas.

3.3.2.2 Uji Enzimatik

Mengidentifikasi aktivitas enzim spesifik dalam bakteri, seperti katalase (membelah hidrogen peroksida menjadi air dan oksigen), oksidase (mengoksidasi substrat), dan urease (menghidrolisis urea menjadi amonia). Aktivitas enzim ini membantu dalam membedakan berbagai spesies bakteri.

3.3.2.3 Uji Mobilitas

Mengamati kemampuan bakteri untuk bergerak menggunakan flagela melalui media semisolid. Bakteri yang mampu bergerak biasanya meninggalkan pola penyebaran dalam media semisolid.

3.3.2.4 Uji Hidrolisis

Mengidentifikasi kemampuan bakteri untuk menghidrolisis molekul kompleks seperti pati, gelatin, dan casein. Uji ini menunjukkan kemampuan bakteri untuk menghasilkan enzim hidrolitik yang memecah molekul besar menjadi komponen yang lebih kecil dan dapat diserap.

Metode biokimia ini adalah dasar dalam identifikasi bakteri di laboratorium klinis dan penelitian mikrobiologi. Misalnya, Escherichia coli dapat diidentifikasi melalui uji fermentasi laktosa positif dan uji indol positif, sedangkan Salmonella typhi dapat diidentifikasi melalui uji hidrolisis urea negatif dan uji hidrolisis H2S positif.

C. Rangkuman

Bab ini memberikan tinjauan tentang sistem klasifikasi bakteri, teknik pewarnaan Gram, dan klasifikasi berdasarkan morfologi serta metode biokimia. Sistem klasifikasi yang baik membantu dalam identifikasi dan pemahaman bakteri, sementara teknik pewarnaan Gram dan metode biokimia memungkinkan penentuan cepat jenis bakteri dan pengobatan yang sesuai.

D. Latihan dan Pembahasan

Latihan 1

Soal: Jelaskan perbedaan utama antara klasifikasi bakteri berdasarkan fenotipe dan genotipe!

Pembahasan: Klasifikasi berdasarkan fenotipe didasarkan pada karakteristik fisik dan biokimia bakteri, seperti bentuk sel, pewarnaan Gram, dan reaksi biokimia. Sementara itu, klasifikasi berdasarkan genotipe menggunakan analisis DNA dan RNA untuk mengelompokkan bakteri berdasarkan hubungan evolusioner mereka. Fenotipe memberikan informasi cepat dan praktis, sedangkan genotipe memberikan pemahaman yang lebih mendalam tentang hubungan evolusioner.

Latihan 2

Soal: Bagaimana teknik pewarnaan Gram membantu dalam diagnosis klinis?

Pembahasan: Teknik pewarnaan Gram membedakan bakteri Gram-positif dan Gram-negatif berdasarkan struktur dinding sel mereka. Informasi ini membantu dokter dalam memilih antibiotik awal yang tepat dan memberikan petunjuk awal tentang jenis bakteri yang menyebabkan infeksi. Misalnya, bakteri Gram-positif seperti Staphylococcus aureus biasanya diobati dengan antibiotik yang berbeda dari bakteri Gram-negatif seperti Escherichia coli.

Latihan 3

Soal: Sebutkan tiga uji biokimia yang digunakan untuk mengidentifikasi bakteri dan jelaskan fungsinya!

Pembahasan:

1. Uji Katalase: Uji ini mengidentifikasi bakteri yang memiliki enzim katalase yang mampu menguraikan hidrogen peroksida menjadi air dan oksigen. Bakteri positif katalase akan menghasilkan gelembung saat hidrogen peroksida ditambahkan, menunjukkan aktivitas katalase. Contoh bakteri positif katalase adalah Staphylococcus.

2. Uji Fermentasi Laktosa: Uji ini menentukan kemampuan bakteri untuk memfermentasi laktosa menjadi asam dan/atau gas. Media yang mengandung laktosa dan indikator pH akan berubah warna jika asam diproduksi. Bakteri positif fermentasi laktosa, seperti Escherichia coli, akan mengubah media menjadi warna kuning.

3. Uji Urease: Uji ini mengidentifikasi bakteri yang dapat menghidrolisis urea menjadi amonia dan karbon dioksida dengan menggunakan enzim urease. Media yang mengandung urea dan indikator pH akan berubah menjadi merah muda jika amonia diproduksi, menunjukkan aktivitas urease. Contoh bakteri positif urease adalah Proteus.

5. Soal Ujian dan Evaluasi

Soal Ujian 1

Soal: Diskusikan pentingnya teknik pewarnaan Gram dalam pengobatan infeksi bakteri!

Pembahasan: Teknik pewarnaan Gram penting karena memungkinkan identifikasi cepat bakteri Gram-positif dan Gram-negatif, yang memiliki perbedaan signifikan dalam struktur dinding sel dan sensitivitas terhadap antibiotik. Informasi ini memungkinkan dokter untuk memilih terapi antibiotik yang tepat dengan segera, meningkatkan hasil pengobatan dan mengurangi risiko resistensi antibiotik. Contoh penggunaan klinis adalah pemilihan antibiotik beta-laktam untuk infeksi oleh bakteri Gram-positif seperti Streptococcus pneumoniae, dan antibiotik aminoglikosida atau fluoroquinolone untuk infeksi oleh bakteri Gram-negatif seperti Pseudomonas aeruginosa.

Soal Ujian 2

Soal: Jelaskan bagaimana analisis gen 16S rRNA digunakan dalam klasifikasi filogenetik bakteri!

Pembahasan: Analisis gen 16S rRNA digunakan dalam klasifikasi filogenetik karena gen ini memiliki daerah yang sangat konservatif dan variabel yang ada di semua bakteri. Sekuens 16S rRNA memungkinkan peneliti untuk membandingkan hubungan evolusioner antar bakteri dan mengelompokkan mereka berdasarkan kesamaan genetik. Teknik ini penting untuk mengidentifikasi bakteri yang tidak dapat diklasifikasikan melalui metode fenotipik dan untuk memahami hubungan evolusioner yang kompleks. Misalnya, gen 16S rRNA digunakan untuk membedakan antara spesies Mycobacterium tuberculosis kompleks dan spesies Mycobacterium lainnya.

Bab 4

Pertumbuhan dan Reproduksi Bakteri

A. Capaian Pembelajaran Mata Kuliah

Mahasiswa memahami siklus pertumbuhan bakteri, faktor-faktor yang mempengaruhi pertumbuhan bakteri, serta teknik kultur dan identifikasi bakteri.

4.1: Mahasiswa mampu menjelaskan siklus pertumbuhan bakteri.

4.2: Mahasiswa dapat mengidentifikasi faktor-faktor yang mempengaruhi

4.3: Mahasiswa mampu menerapkan teknik kultur dan identifikasi bakteri.

B. Paparan Materi

4.1 Siklus Pertumbuhan Bakteri

Siklus pertumbuhan bakteri menggambarkan perubahan populasi bakteri dalam lingkungan yang terkontrol dari waktu ke waktu. Siklus ini terdiri dari empat fase utama:

4.1.1 Fase Lag (Fase Penyesuaian)

Pada fase ini, bakteri menyesuaikan diri dengan lingkungan baru mereka. Meskipun sel-sel tidak mengalami pembelahan yang signifikan, aktivitas metabolik tinggi terjadi di dalam sel, termasuk sintesis enzim dan molekul penting lainnya untuk pertumbuhan. Sel-sel bakteri memperbaiki kerusakan yang terjadi selama transfer ke medium baru dan mensintesis komponen seluler yang diperlukan untuk pembelahan sel.

4.1.2 Fase Log (Fase Eksponensial)

Bakteri mulai membelah secara eksponensial, dengan waktu generasi yang tetap. Pada fase ini, populasi bakteri berlipat ganda dalam waktu yang konsisten, dan laju pertumbuhan mencapai puncaknya. Fase ini ideal untuk studi laboratorium karena kondisi fisiologis bakteri berada pada puncaknya. Faktor-faktor seperti nutrisi yang melimpah, kondisi lingkungan yang optimal, dan tidak adanya akumulasi produk limbah memungkinkan pertumbuhan yang cepat dan efisien. Perubahan morfologi sel dan peningkatan aktivitas enzimatik sering terjadi pada fase ini.

4.1.3 Fase Stasioner

Pada fase ini, laju pertumbuhan melambat dan stabil karena sumber daya mulai menipis dan akumulasi produk limbah. Jumlah sel yang membelah sebanding dengan jumlah sel yang mati, menyebabkan populasi bakteri tetap konstan. Stres lingkungan, seperti penurunan nutrisi dan perubahan pH, berkontribusi pada stagnasi pertumbuhan. Pada fase ini, bakteri juga dapat menghasilkan spora atau struktur bertahan lainnya sebagai respons terhadap kondisi yang kurang menguntungkan. Produksi metabolit sekunder seperti antibiotik juga sering terjadi pada fase ini.

4.1.4 Fase Kematian (Fase Decline)

Bakteri mulai mati dengan laju eksponensial karena kehabisan nutrisi dan akumulasi produk limbah beracun. Laju kematian lebih tinggi daripada laju pembelahan, menyebabkan penurunan populasi bakteri. Selama fase ini, beberapa bakteri mungkin mengeluarkan enzim autolisis yang memecah komponen seluler mereka sendiri, mempercepat kematian sel. Pengaruh racun metabolit dan stres oksidatif juga berkontribusi pada kematian sel. Penurunan viabilitas sel dapat diukur menggunakan pewarnaan vital atau metode penghitung koloni.

4.2 Faktor yang Mempengaruhi Pertumbuhan Bakteri

Pertumbuhan bakteri dipengaruhi oleh berbagai faktor lingkungan dan nutrisi.

4.2.1 Nutrisi

Bakteri membutuhkan sumber karbon, nitrogen, fosfor, sulfur, dan mineral lainnya untuk pertumbuhan. Nutrisi ini dapat diperoleh dari medium pertumbuhan yang kaya akan komponen tersebut. Bakteri juga memerlukan sumber energi yang dapat berupa senyawa organik atau anorganik tergantung pada metabolisme bakteri.

4.2.1.1 Makronutrien

Termasuk karbon (C), nitrogen (N), fosfor (P), dan sulfur (S) yang diperlukan dalam jumlah besar untuk membangun komponen seluler seperti protein, nukleotida, dan fosfolipid.

4.2.1.2 Mikronutrien

Termasuk elemen jejak seperti besi (Fe), magnesium (Mg), kalsium (Ca), dan kalium (K) yang diperlukan dalam jumlah kecil tetapi esensial untuk fungsi enzim dan struktur seluler.

4.2.2 Suhu

Suhu mempengaruhi aktivitas enzim dan metabolisme bakteri. Bakteri diklasifikasikan berdasarkan rentang suhu optimal mereka:

4.2.2.1 Mesofil

Tumbuh pada suhu moderat (20-45°C). Kebanyakan bakteri patogen manusia termasuk dalam kategori ini.

4.2.2.2 Psikrofil

Tumbuh pada suhu dingin (0-20°C). Bakteri ini sering ditemukan di lingkungan dingin seperti laut dalam dan wilayah kutub.

4.2.2.3 Termofil

Tumbuh pada suhu tinggi (45-80°C). Termasuk bakteri yang hidup di sumber air panas dan lingkungan geothermal lainnya.

4.2.2.4 Hipertermofil

Tumbuh pada suhu sangat tinggi (>80°C). Bakteri ini ditemukan di lingkungan ekstrem seperti ventilasi hidrotermal di dasar laut.

4.2.3 pH

Kebanyakan bakteri tumbuh optimal pada pH netral (pH 6.5-7.5), tetapi beberapa bakteri asidofilik atau alkalifilik dapat tumbuh pada pH ekstrem. Misalnya, **Helicobacter pylori** dapat bertahan dalam lingkungan lambung yang sangat asam (pH < 3).

4.2.4 Oksigen

Berdasarkan kebutuhan oksigen, bakteri dapat diklasifikasikan sebagai:

4.2.4.1 Aerobik

Memerlukan oksigen untuk pertumbuhan.

4.2.4.2 Anaerobik

Tidak memerlukan oksigen dan bahkan mungkin mati jika terpapar oksigen.

4.2.4.3 Fakultatif Anaerob

Dapat hidup dengan atau tanpa oksigen, tetapi tumbuh lebih baik dengan oksigen.

4.2.4.4 Mikroaerofilik

Memerlukan oksigen dalam konsentrasi rendah (2-10%).

4.2.4.5 Aerotoleran

Tidak menggunakan oksigen tetapi tidak terganggu oleh kehadirannya.

4.2.5 Kelembaban

Kelembaban yang cukup diperlukan untuk aktivitas enzimatik dan transportasi nutrisi. Dehidrasi dapat menghambat pertumbuhan atau membunuh bakteri. Beberapa bakteri membentuk spora untuk bertahan dalam kondisi kering.

4.2.6 Tekanan Osmotik

Konsentrasi garam dan tekanan osmotik mempengaruhi keseimbangan air dalam sel bakteri. Halofil adalah bakteri yang dapat tumbuh pada konsentrasi garam tinggi, seperti yang ditemukan di danau garam atau tambak garam. Osmofil adalah bakteri yang dapat tumbuh pada konsentrasi gula tinggi.

4.2.7 Senyawa Kimia

Kehadiran zat-zat kimia tertentu, seperti antibiotik, desinfektan, atau logam berat, dapat menghambat atau membunuh bakteri. Misalnya, kehadiran antibiotik spesifik dapat mempengaruhi pertumbuhan bakteri patogen dengan cara menghambat sintesis dinding sel atau fungsi protein esensial.

4.2.8 Faktor Fisik Lainnya

Faktor seperti tekanan hidrostatik dan radiasi juga mempengaruhi pertumbuhan bakteri. Beberapa bakteri ekstremofilik dapat bertahan pada tekanan tinggi di laut dalam atau radiasi ultraviolet intens di lingkungan ekstrem.

4.3 Teknik Kultur dan Identifikasi Bakteri

Teknik kultur dan identifikasi bakteri melibatkan isolasi, penanaman, dan analisis karakteristik bakteri:

4.3.1 Kultur Bakteri

4.3.1.1 Medium Padat (Agar)

Digunakan untuk isolasi bakteri dari sampel campuran. Koloni individu dapat diamati dan diidentifikasi. Koloni bakteri pada medium padat dapat memiliki berbagai bentuk, ukuran, warna, dan tekstur yang spesifik untuk jenis bakteri tertentu. Media agar seperti agar darah dan agar chocolate digunakan untuk mengkultur bakteri patogen dari sampel klinis.

4.3.1.2 Medium Cair (Broth)

Digunakan untuk penanaman bakteri dalam jumlah besar dan pengujian aktivitas biokimia. Pertumbuhan bakteri dalam medium cair ditandai dengan kekeruhan yang menunjukkan peningkatan populasi bakteri. Media cair seperti broth tryptic soy dan broth nutrien sering digunakan untuk pengujian biokimia.

4.3.1.3 Medium Selektif dan Diferensial:

4.3.1.3.1 Medium Selektif

Medium ini mengandung agen yang menghambat pertumbuhan bakteri tertentu, memungkinkan bakteri target tumbuh tanpa kompetisi dari mikroorganisme lain. Contoh: Medium MacConkey yang mengandung garam empedu dan kristal violet untuk menghambat bakteri Gram-positif.

4.3.1.3.2 Medium Diferensial

Medium ini memungkinkan identifikasi bakteri berdasarkan perubahan warna atau pertumbuhan karakteristik. Contoh: Medium MacConkey juga diferensial karena mengandung laktosa dan indikator pH yang membedakan bakteri fermentasi laktosa (berwarna merah/pink) dari non-fermenter (berwarna transparan/kekuningan).

4.3.2 Identifikasi Bakteri

4.3.2.1 Morfologi Koloni

Mengamati bentuk, ukuran, warna, dan tekstur koloni pada medium padat.

4.3.2.2 Morfologi Sel

Menggunakan mikroskop untuk mengamati bentuk dan pengaturan sel.

4.3.2.3 Uji Biokimia

Mengidentifikasi bakteri berdasarkan reaksi biokimia mereka, seperti fermentasi karbohidrat, uji katalase, dan uji oksidase.

4.3.2.4 Teknik Molekuler

Penggunaan PCR dan analisis sekuens DNA untuk identifikasi yang lebih akurat dan spesifik.

4.3.2.5 *Mass Spectrometry* MALDI-TOF

Metode cepat untuk mengidentifikasi bakteri berdasarkan profil protein mereka.

Teknik kultur dan identifikasi ini penting dalam mikrobiologi klinis untuk diagnosis penyakit infeksi dan pemilihan terapi antibiotik yang tepat.

C. Rangkuman

Bab ini menjelaskan siklus pertumbuhan bakteri, faktor-faktor yang mempengaruhi pertumbuhan, serta teknik kultur dan identifikasi bakteri. Pemahaman tentang siklus pertumbuhan dan faktor-faktor yang mempengaruhi bakteri sangat penting dalam studi mikrobiologi dan aplikasi klinis, sementara teknik kultur dan identifikasi memungkinkan diagnosis yang akurat dan pengembangan strategi pengendalian infeksi yang efektif.

D. Latihan dan Pembahasan

Latihan 1

Soal: Jelaskan perbedaan antara fase lag dan fase log dalam siklus pertumbuhan bakteri!

Pembahasan: Fase lag adalah periode penyesuaian di mana bakteri tidak membelah secara signifikan tetapi mempersiapkan diri untuk pertumbuhan, sementara fase log adalah periode pertumbuhan eksponensial di mana populasi bakteri berlipat ganda dengan laju konstan.

Latihan 2

Soal: Bagaimana suhu mempengaruhi pertumbuhan bakteri dan sebutkan klasifikasi bakteri berdasarkan rentang suhu optimalnya.

Pembahasan: Suhu mempengaruhi aktivitas enzim dan metabolisme bakteri. Bakteri diklasifikasikan berdasarkan rentang suhu optimal mereka menjadi mesofil (20-45°C), psikrofil (0-20°C), dan termofil (45-80°C).

Latihan 3

Soal: Apa perbedaan antara medium selektif dan medium diferensial?

Pembahasan: Medium selektif mengandung agen yang menghambat pertumbuhan bakteri tertentu, sementara medium diferensial memungkinkan identifikasi bakteri berdasarkan perubahan warna atau pertumbuhan karakteristik yang berbeda.

E. Soal Ujian dan Evaluasi

Soal Ujian 1

Soal: Diskusikan pentingnya fase stasioner dalam siklus pertumbuhan bakteri!

Pembahasan: Fase stasioner penting karena mencerminkan keseimbangan antara pembelahan dan kematian sel bakteri. Pada fase ini, sumber daya mulai menipis dan produk limbah terakumulasi, menyebabkan pertumbuhan melambat dan akhirnya berhenti. Pemahaman tentang fase stasioner penting untuk pengembangan strategi pengendalian bakteri dan produksi bioteknologi.

Soal Ujian 2

Soal: Jelaskan bagaimana faktor pH dan tekanan osmotik mempengaruhi pertumbuhan bakteri!

Pembahasan: pH mempengaruhi aktivitas enzim dan metabolisme bakteri, dengan kebanyakan bakteri tumbuh optimal pada pH netral (6.5-7.5). Beberapa bakteri, seperti asidofilik dan alkalifilik, dapat tumbuh pada pH ekstrem. Tekanan osmotik mempengaruhi keseimbangan air dalam sel bakteri, dengan bakteri halofil mampu tumbuh pada konsentrasi garam tinggi. Kondisi pH dan tekanan osmotik yang tidak optimal dapat menghambat pertumbuhan atau membunuh bakteri.

Bab 5

Genetika Bakteri

A. Capaian Pembelajaran Mata Kuliah

Mahasiswa memahami struktur dan fungsi DNA bakteri, mekanisme mutasi dan transfer gen horizontal, serta rekombinasi genetik dalam bakteri.

5.1: Mahasiswa mampu menjelaskan struktur dan fungsi DNA bakteri.

5.2: Mahasiswa dapat mengidentifikasi dan memahami mekanisme mutasi dan transfer gen horizontal.

5.3: Mahasiswa mampu mendeskripsikan mekanisme rekombinasi genetik dalam bakteri.

B. Paparan Materi

5.1 Struktur dan Fungsi DNA Bakteri

DNA (deoxyribonucleic acid) pada bakteri memiliki struktur dan fungsi yang khas dibandingkan dengan organisme eukariotik.

5.1.1 Struktur DNA Bakteri

5.1.1.1 DNA Sirkular

DNA utama bakteri adalah molekul DNA sirkular ganda yang terletak di dalam nukleoid, tidak terbungkus oleh membran nukleus seperti pada sel eukariotik. Panjang DNA bakteri berkisar antara beberapa ratus ribu hingga jutaan pasangan basa. DNA ini disuperkoilkan dan diatur oleh protein-protein tertentu agar dapat muat dalam sel bakteri yang kecil.

5.1.1.2 Plasmid

Selain kromosom utama, bakteri sering memiliki plasmid, yaitu molekul DNA sirkular kecil yang dapat mereplikasi secara independen dari kromosom bakteri. Plasmid sering mengandung gen yang memberikan keuntungan selektif, seperti resistensi antibiotik atau kemampuan untuk memetabolisme senyawa tertentu. Plasmid dapat berpindah antara bakteri melalui mekanisme transfer gen horizontal, mempercepat penyebaran sifat-sifat adaptif dalam populasi bakteri.

5.1.1.3 Nukleoid

DNA dalam nukleoid terorganisir secara superkoil untuk mengompresi dan menyesuaikan dalam sel bakteri yang kecil. Protein seperti HU, IHF, dan SMC membantu dalam pengaturan dan kompaksi DNA. Nukleoid tidak memiliki membran yang memisahkannya dari sitoplasma, memungkinkan interaksi langsung antara DNA dan mesin seluler seperti ribosom dan RNA polimerase.

5.2 Fungsi DNA Bakteri

5.2.1 Genomik

DNA mengandung informasi genetik yang dibutuhkan untuk semua fungsi seluler bakteri, termasuk metabolisme, reproduksi, dan struktur sel. Genom bakteri umumnya terdiri dari sekitar 1.000 hingga 5.000 gen yang mengkode protein, RNA, dan elemen regulator lainnya.

5.2.2 Ekspresi Gen

DNA mengkodekan gen yang ditranskripsi menjadi mRNA dan kemudian diterjemahkan menjadi protein yang menjalankan berbagai fungsi seluler. Proses ini melibatkan berbagai enzim dan faktor transkripsi yang memastikan ekspresi gen terjadi dengan benar dan efisien.

5.2.3 Replikasi

DNA bakteri mereplikasi dirinya sendiri sebelum pembelahan sel, memastikan bahwa setiap sel anak menerima salinan lengkap dari genom. Replikasi dimulai dari oriC, situs inisiasi replikasi, dan melibatkan enzim seperti DNA polimerase, helicase, dan ligase untuk memastikan proses berjalan dengan tepat.

5.2.4 Regulasi Gen

DNA juga mengandung elemen regulasi yang mengontrol kapan dan di mana gen tertentu diekspresikan, memungkinkan bakteri untuk merespons perubahan lingkungan. Contohnya adalah operon lac yang mengatur metabolisme laktosa pada *Escherichia coli*.

5.2 Mutasi dan Transfer Gen Horizontal

Mutasi dan transfer gen horizontal adalah dua mekanisme utama yang memungkinkan bakteri beradaptasi dengan cepat terhadap lingkungan yang berubah.

5.2.1 Mutasi

Mutasi adalah perubahan permanen dalam urutan nukleotida DNA. Mutasi dapat terjadi secara spontan selama replikasi DNA atau sebagai akibat dari agen mutagenik seperti radiasi dan bahan kimia.

5.2.1.1 Tipe Mutasi

5.2.1.1.1 Mutasi Titik

Perubahan satu basa nukleotida, yang dapat mengakibatkan perubahan asam amino dalam protein yang dikode (missense), stop codon prematur (nonsense), atau tidak mengubah protein sama sekali (silent).

5.2.1.1.2 Insersi

Penambahan satu atau lebih basa nukleotida ke dalam DNA, yang dapat mengganggu rangka baca dan mengakibatkan protein yang tidak fungsional.

5.2.1.1.3 Delesi

Penghapusan satu atau lebih basa nukleotida dari DNA, yang juga dapat mengganggu rangka baca dan menghasilkan protein yang tidak fungsional.

5.2.1.1.4 Mutasi Rangka Baca

Perubahan kerangka baca gen akibat insersi atau delesi, yang mengubah semua kodon di hilir mutasi dan biasanya menghasilkan protein yang rusak.

5.2.1.2 Dampak Mutasi

Mutasi dapat berdampak positif, negatif, atau netral tergantung pada lokasinya dan perubahan yang dihasilkan pada fungsi protein. Mutasi pada gen resistensi antibiotik, misalnya, dapat memberikan keuntungan selektif dalam kehadiran antibiotik, memungkinkan bakteri bertahan hidup dan berkembang biak.

5.2.2 Transfer Gen Horizontal (HGT)

HGT adalah transfer material genetik antara organisme yang tidak melibatkan pewarisan dari induk ke keturunan (vertikal). HGT memungkinkan bakteri memperoleh gen baru dari bakteri lain atau bahkan dari spesies yang berbeda.

5.2.2.1 Mekanisme HGT

5.2.2.1.1 Transformasi

Pengambilan DNA bebas dari lingkungan oleh bakteri kompeten. Bakteri yang mampu melakukan transformasi memiliki sistem enzimatik untuk mengambil dan mengintegrasikan DNA asing ke dalam genom mereka. Contoh klasik adalah transformasi DNA oleh *Streptococcus pneumoniae*, yang dapat mengambil DNA dari lingkungan dan memperoleh sifat baru seperti resistensi antibiotik.

5.2.2.1.2 Transduksi

Transfer DNA bakteri oleh bakteriofag (virus yang menginfeksi bakteri). Fag menginfeksi bakteri, mengemas DNA bakteri dalam partikel fag, dan mentransfernya ke bakteri lain. Transduksi dapat bersifat umum, di mana fag mentransfer fragmen acak dari DNA bakteri, atau spesifik, di mana DNA tertentu dari bakteri diintegrasikan ke dalam genom fag dan kemudian ditransfer ke bakteri lain.

5.2.2.1.3 Konjugasi

Transfer DNA melalui kontak langsung antara dua bakteri, biasanya melibatkan plasmid konjugatif seperti plasmid F pada *Escherichia coli*. Konjugasi memerlukan pilus konjugatif untuk menjembatani sel donor dan resipien. Plasmid F mengandung gen-gen yang mengkode pilus dan enzim yang memotong DNA plasmid di situs tertentu, memungkinkan transfer salinan DNA plasmid ke sel resipien.

5.3 Mekanisme Rekombinasi Genetik

Rekombinasi genetik dalam bakteri melibatkan pertukaran material genetik yang meningkatkan keragaman genetik dan memungkinkan adaptasi evolusioner.

5.3.1 Rekombinasi Homolog

Pertukaran segmen DNA antara molekul DNA homolog (memiliki sekuens yang sama atau sangat mirip).

5.3.1.1 Mekanisme

Enzim rekombinasi seperti RecA memediasi pencarian pasangan homolog dan pertukaran sekuens. Proses ini penting dalam perbaikan DNA, terutama perbaikan patahan untai ganda. Rekombinasi homolog juga memainkan peran penting dalam pemisahan kromosom selama pembelahan sel.

5.3.1.2 Fungsi

Rekombinasi homolog memperbaiki kerusakan DNA dan menghasilkan kombinasi genetik baru, meningkatkan keragaman dalam populasi bakteri. Ini memungkinkan bakteri untuk menggabungkan gen dari sumber yang berbeda, menghasilkan sifat-sifat baru yang dapat meningkatkan kelangsungan hidup mereka dalam lingkungan yang berubah.

5.3.2 Rekombinasi Situs-Spesifik

5.3.2.1 Mekanisme

Pertukaran segmen DNA pada lokasi spesifik yang diakui oleh enzim rekombinasi. Contohnya adalah Integrasi fag λ ke dalam genom *E. coli* pada situs attB, dimediasi oleh enzim integrase. Rekombinasi situs-spesifik juga terjadi pada plasmid dan elemen genetik bergerak lainnya, yang memungkinkan penyisipan dan penghapusan elemen genetik dari genom.

5.3.2.2 Fungsi

Rekombinasi situs-spesifik ini memungkinkan pengaturan ekspresi gen dan adaptasi cepat terhadap perubahan lingkungan melalui penyisipan dan penghapusan elemen genetik tertentu.

5.3.3 Rekombinasi Transposisional

Pemindahan segmen DNA yang dikenal sebagai transposon dari satu lokasi ke lokasi lain dalam genom.

5.3.3.1 Mekanisme

Transposase memotong dan menyisipkan transposon, yang dapat membawa gen seperti gen resistensi antibiotik. Transposon dapat memindahkan gen ke lokasi baru dalam genom, menghasilkan perubahan dalam ekspresi gen dan struktur genom.

5.3.3.2 Dampak

Transposon dapat menyebabkan mutasi jika menyisipkan diri ke dalam gen esensial, tetapi juga dapat meningkatkan keragaman genetik dengan memindahkan gen antara lokasi yang berbeda. Transposon memainkan peran penting dalam evolusi genom bakteri dengan menghasilkan variasi genetik.

C. Rangkuman

Bab ini membahas struktur dan fungsi DNA bakteri, mekanisme mutasi dan transfer gen horizontal, serta rekombinasi genetik. DNA bakteri, yang biasanya berbentuk sirkular, berperan penting dalam mengatur fungsi sel dan pewarisan sifat genetik. Mutasi dan transfer gen horizontal memungkinkan bakteri untuk beradaptasi dengan cepat terhadap perubahan lingkungan, sementara rekombinasi genetik meningkatkan keragaman genetik dan kemampuan adaptasi.

D. Latihan dan Pembahasan

Latihan 1

Soal: Jelaskan perbedaan utama antara DNA sirkular dan plasmid dalam bakteri!

Pembahasan: DNA sirkular adalah molekul DNA utama dalam bakteri yang mengandung sebagian besar informasi genetik esensial. Plasmid adalah molekul DNA sirkular kecil yang dapat mereplikasi secara independen dari

DNA utama dan sering mengandung gen-gen yang memberikan keuntungan selektif seperti resistensi antibiotik.

Latihan 2

Soal: Bagaimana mekanisme transformasi berkontribusi pada keragaman genetik dalam populasi bakteri?

Pembahasan: Transformasi melibatkan pengambilan DNA bebas dari lingkungan oleh bakteri kompeten. DNA asing ini dapat mengandung gen baru yang memberikan sifat-sifat baru kepada bakteri, seperti resistensi terhadap antibiotik, sehingga meningkatkan keragaman genetik dalam populasi.

Latihan 3

Soal: Jelaskan peran rekombinasi homolog dalam perbaikan DNA!

Pembahasan: Rekombinasi homolog memperbaiki kerusakan DNA, terutama patahan untai ganda, dengan menggunakan molekul DNA homolog sebagai template. Enzim seperti RecA memediasi pencarian pasangan homolog dan pertukaran sekuens, memastikan perbaikan yang akurat dan mempertahankan integritas genetik.

E. Soal Ujian dan Evaluasi

Soal Ujian 1

Soal: Diskusikan pentingnya transfer gen horizontal dalam penyebaran resistensi antibiotik!

Pembahasan: Transfer gen horizontal memungkinkan penyebaran gen resistensi antibiotik antara bakteri, bahkan lintas spesies. Mekanisme seperti konjugasi, transformasi, dan transduksi dapat mentransfer gen resistensi, sehingga meningkatkan prevalensi bakteri resisten antibiotik dan membuat pengendalian infeksi lebih sulit.

Soal Ujian 2

Soal: Jelaskan mekanisme transposisi dan dampaknya pada genom bakteri!

Pembahasan: Transposisi melibatkan pemindahan transposon dari satu lokasi ke lokasi lain dalam genom, dimediasi oleh enzim transposase. Transposon dapat membawa gen yang memberikan keuntungan selektif, tetapi juga dapat menyebabkan mutasi jika menyisipkan diri ke dalam gen esensial, mengubah ekspresi gen, dan meningkatkan keragaman genetik.

Bab 6

Interaksi Bakteri dengan Lingkungan

A. Capaian Pembelajaran Mata Kuliah

Mahasiswa memahami peran bakteri dalam ekosistem, biofilm dan kepentingannya, serta adaptasi bakteri terhadap stres lingkungan.

6.1: Mahasiswa mampu menjelaskan peran bakteri dalam ekosistem.

6.2: Mahasiswa dapat mengidentifikasi dan memahami kepentingan biofilm.

6.3: Mahasiswa mampu menjelaskan mekanisme adaptasi bakteri terhadap stres lingkungan.

B. Paparan Materi

6.1 Bakteri dan Ekosistem

Bakteri memainkan peran fundamental dalam berbagai ekosistem di seluruh dunia. Mereka berperan dalam daur ulang nutrisi, penguraian bahan organik, mendukung berbagai bentuk kehidupan lain melalui simbiosis, dan menjaga keseimbangan ekosistem.

6.1.1 Daur Ulang Nutrisi

6.1.1.1 Siklus Nitrogen

Bakteri pengikat nitrogen seperti *Rhizobium* dan *Azotobacter* mengubah nitrogen atmosfer menjadi amonia melalui proses fiksasi nitrogen, yang kemudian digunakan oleh tumbuhan. Proses ini penting karena nitrogen adalah nutrisi esensial bagi pertumbuhan tanaman. Selain itu, bakteri nitrifikasi seperti *Nitrosomonas* dan *Nitrobacter* mengoksidasi amonia menjadi nitrit dan nitrat, yang lebih mudah diserap oleh tumbuhan. Bakteri denitrifikasi seperti *Pseudomonas* dan *Clostridium* mengembalikan nitrogen ke atmosfer sebagai gas nitrogen(N_2).

6.1.1.2 Siklus Karbon

Bakteri berperan dalam siklus karbon dengan menguraikan bahan organik mati melalui proses dekomposisi, melepaskan karbon dioksida (CO_2) ke atmosfer atau tanah. Bakteri fotosintetik seperti *Cyanobacteria* juga menyerap CO_2 dan menghasilkan oksigen melalui fotosintesis, berkontribusi pada keseimbangan karbon global.

6.1.1.3 Siklus Sulfur

Bakteri seperti Desulfovibrio dan *Thiobacillus* berperan dalam siklus sulfur dengan mereduksi sulfat menjadi sulfida dan mengoksidasi sulfida menjadi sulfat, yang digunakan oleh organisme lain. Bakteri ini menjaga keseimbangan sulfur dalam ekosistem dan mencegah akumulasi senyawa sulfur yang berbahaya.

6.1.1.4 Siklus Fosfor

Bakteri membantu dalam mineralisasi fosfor organik menjadi bentuk anorganik yang dapat diserap oleh tanaman. Proses ini penting karena fosfor adalah elemen kunci dalam DNA, RNA, dan ATP, molekul energi utama dalam sel.

6.1.1.5 Penguraian Bahan Organik

Bakteri saprofit seperti *Bacillus, Pseudomonas,* dan *Clostridium* menguraikan bahan organik mati, termasuk selulosa, lignin, dan kitin, meleaskan nutrisi kembali ke tanah dan air, yang mendukung pertumbuhan tanaman dan organisme lain. Proses dekomposisi ini penting untuk siklus nutrisi dan kestabilan ekosistem.

Bakteri metanogen seperti *Methanobacterium* menguraikan bahan organik dalam kondisi anaerob, menghasilkan metana (CH_4) sebagai produk sampingan. Metana adalah gas rumah kaca yang kuat, tetapi juga dapat digunakan sebagai sumber energi terbarukan.

6.1.2 Simbiosis

Banyak bakteri hidup dalam hubungan simbiosis dengan organisme lain. Contohnya adalah hubungan antara bakteri usus seperti *Bacteroides* dan manusia, di mana bakteri membantu pencernaan dan produksi vitamin, sementara manusia menyediakan habitat dan nutrisi bagi bakteri. Hubungan ini penting untuk kesehatan manusia dan fungsi sistem pencernaan.

Bakteri seperti *Rhizobium* membentuk nodul akar pada tanaman leguminosa, menyediakan nitrogen bagi tanaman melalui fiksasi nitrogen. Simbiosis ini meningkatkan kesuburan tanah dan produktivitas tanaman.

Endofit bakteri hidup di dalam jaringan tanaman tanpa menyebabkan penyakit, membantu tanaman dalam penyerapan nutrisi, pertumbuhan, dan ketahanan terhadap patogen.

6.1.3 Peran Ekologis Lainnya

Bakteri juga terlibat dalam proses bioremediasi, di mana mereka menguraikan polutan lingkungan seperti minyak dan pestisida. Bakteri seperti *Alcanivorax* mampu menguraikan hidrokarbon dalam tumpahan minyak, membantu pemulihan lingkungan yang terkontaminasi.

Bakteri laut seperti *Prochlorococcus* berperan penting dalam produksi oksigen dan pengambilan karbon di lautan, mendukung rantai makanan laut dan keseimbangan karbon global.

6.2 Biofilm

Biofilm adalah komunitas mikroorganisme yang terorganisir dan melekat pada permukaan, dikelilingi oleh matriks ekstraseluler yang mereka hasilkan. Biofilm ditemukan di berbagai lingkungan alami dan buatan, seperti permukaan batu, jaringan hidup, dan pipa air. Biofilm memiliki struktur dan fungsi yang kompleks, memberikan keuntungan adaptif kepada mikroorganisme yang membentuknya.

6.2.1 Pembentukan Biofilm

6.2.1.1 Tahap Awal

Bakteri planktonik (bebas) menempel pada permukaan melalui interaksi fisik dan kimia. Pili, flagela, dan protein adhesi membantu dalam proses ini. Contohnya, *Pseudomonas aeruginosa* menggunakan pili tipe IV dan flagela untuk menempel pada permukaan.

6.2.1.2 Matriks Ekstraseluler

Setelah menempel, bakteri mulai menghasilkan matriks ekstraseluler yang terdiri dari polisakarida, protein, dan DNA ekstraseluler. Matriks ini melindungi bakteri dari lingkungan eksternal dan membantu mempertahankan struktur biofilm. Matriks ini juga berfungsi sebagai reservoir nutrisi dan penahan air.

6.2.1.3 Maturasi

Biofilm berkembang menjadi struktur tiga dimensi yang kompleks dengan saluran air yang memungkinkan distribusi nutrisi dan limbah. Komunikasi antar sel (*quorum sensing*) mengatur ekspresi gen dan koordinasi aktivitas dalam biofilm. *Quorum sensing* adalah mekanisme komunikasi bakteri menggunakan molekul sinyal kecil untuk mengatur ekspresi gen berdasarkan kepadatan populasi.

6.2.2 Peran Biofilm

6.2.2.1 Kesehatan Manusia

Biofilm dapat menyebabkan infeksi kronis dan sulit diobati, seperti infeksi pada kateter, prostesis, dan jaringan tubuh. Biofilm pada gigi (plak) berkontribusi pada penyakit periodontal. Bakteri dalam biofilm lebih tahan terhadap antibiotik dan sistem imun. Contoh penyakit terkait biofilm termasuk endokarditis bakteri dan infeksi paru-paru pada pasien dengan *cystic fibrosis*.

6.2.2.2 Lingkungan

Biofilm berperan dalam siklus biogeokimia dan pembersihan lingkungan. Mereka membantu dalam pengolahan air limbah dengan mendegradasi senyawa organik kompleks dan menghilangkan polutan. Biofilm juga berperan dalam pembentukan mikrohabitat di lingkungan air dan tanah.

6.2.2.3 Industri

Biofilm dapat menyebabkan korosi pada pipa dan permukaan logam, mengurangi efisiensi peralatan industri. Namun, biofilm juga dapat dimanfaatkan dalam proses bioteknologi seperti produksi biofuel dan enzim industri. Biofilm dalam bioreaktor digunakan untuk produksi biomassa dan metabolit sekunder.

6.3 Adaptasi Bakteri terhadap Stres Lingkungan

Bakteri memiliki berbagai mekanisme untuk beradaptasi dengan kondisi lingkungan yang berubah dan stres, yang memungkinkan mereka bertahan hidup dalam kondisi yang ekstrem. Adaptasi ini dapat bersifat fisiologis, genetik, dan biokimia.

6.3.1 Adaptasi Fisiologis

6.3.1.1 Sporulasi

Beberapa bakteri, seperti *Bacillus* dan *Clostridium*, menghasilkan endospora yang sangat tahan terhadap panas, radiasi, dan desikasi. Endospora memungkinkan bakteri bertahan dalam kondisi ekstrem hingga lingkungan kembali mendukung. Proses sporulasi melibatkan pembentukan struktur tahan panas di dalam sel yang mengandung materi genetik dan enzim esensial.

6.3.1.2 Sintesis Pigmen

Bakteri fotosintetik seperti *Cyanobacteria* menghasilkan pigmen fotosintetik untuk menangkap energi cahaya. Pigmen seperti karotenoid juga melindungi bakteri dari kerusakan akibat sinar UV. Beberapa bakteri menghasilkan pigmen antioksidan yang melindungi dari stres oksidatif.

6.3.2 Adaptasi Genetik

6.3.2.1 Mutasi dan Rekombinasi Genetik

Mutasi spontan dan rekombinasi genetik melalui transformasi, transduksi, dan konjugasi memungkinkan bakteri mengembangkan resistensi terhadap antibiotik dan beradaptasi terhadap kondisi lingkungan yang berubah. Gen resistensi antibiotik dapat dipindahkan antara bakteri melalui elemen genetik bergerak seperti plasmid dan transposon.

6.3.2.2 Operon dan Regulasi Genetik

Operon seperti operon lac memungkinkan bakteri mengatur ekspresi gen berdasarkan ketersediaan nutrisi. Bakteri dapat menyalakan atau mematikan gen untuk beradaptasi dengan lingkungan yang berubah. Regulasi genetik memungkinkan respons cepat terhadap perubahan lingkungan dan mempertahankan homeostasis seluler.

6.3.3 Adaptasi Biokimia

6.3.3.1 Pompa Eflluks

Bakteri menggunakan pompa effluks untuk mengeluarkan antibiotik dan bahan kimia beracun dari dalam sel, meningkatkan resistensi terhadap antibiotik. Pompa effluks adalah protein membran yang menggunakan energi ATP untuk mengeluarkan senyawa toksik dari sitoplasma.

6.3.3.2 Enzim Detoksifikasi

Enzim seperti katalase, peroksidase, dan superoksida dismutase membantu menguraikan radikal bebas oksigen yang berbahaya bagi sel.

C. Rangkuman

Bab ini membahas peran penting bakteri dalam ekosistem, pembentukan dan kepentingan biofilm, serta mekanisme adaptasi bakteri terhadap stres lingkungan. Bakteri memainkan peran kunci dalam siklus biogeokimia, penguraian bahan organik, dan simbiosis dengan organisme lain. Biofilm, sebagai komunitas bakteri yang terorganisir, memiliki dampak signifikan pada kesehatan manusia, lingkungan, dan industri. Adaptasi fisiologis, genetik, dan biokimia memungkinkan bakteri bertahan dan berkembang dalam kondisi yang ekstrem.

D. Latihan dan Pembahasan

Latihan 1

Soal: Jelaskan peran bakteri dalam siklus nitrogen dan mengapa peran ini penting bagi ekosistem!

Pembahasan: Bakteri pengikat nitrogen seperti *Rhizobium* mengubah nitrogen atmosfer menjadi amonia yang dapat digunakan oleh tumbuhan, sementara bakteri denitrifikasi seperti *Pseudomonas* mengembalikan nitrogen ke atmosfer. Siklus nitrogen esensial untuk produksi biomassa tumbuhan dan keseimbangan ekosistem.

Latihan 2

Soal: Bagaimana pembentukan biofilm dapat mempengaruhi resistensi bakteri terhadap antibiotik?

Pembahasan: Biofilm menyediakan lingkungan yang terlindung bagi bakteri, dengan matriks ekstraseluler yang menghambat penetrasi antibiotik dan memungkinkan komunikasi antar sel (*quorum sensing*) untuk mengkoordinasikan resistensi. Bakteri dalam biofilm juga dapat mengekspresikan gen resistensi yang berbeda dari bakteri planktonik.

Latihan 3

Soal: Sebutkan dan jelaskan dua mekanisme adaptasi bakteri terhadap stres lingkungan!

Pembahasan:

1. Sporulasi: Beberapa bakteri membentuk endospora yang tahan terhadap kondisi ekstrem seperti panas, radiasi, dan desikasi, memungkinkan mereka bertahan hingga kondisi kembali mendukung.

2. Pompa Eflluks: Bakteri menggunakan pompa effluks untuk mengeluarkan antibiotik dan bahan kimia beracun dari dalam sel, meningkatkan resistensi terhadap antibiotik dan bahan kimia berbahaya.

E. Soal Ujian dan Evaluasi

Soal Ujian 1

Soal: Diskusikan peran biofilm dalam infeksi kronis dan sulit diobati!

Pembahasan: Biofilm menyediakan lingkungan terlindung bagi bakteri, membuat mereka lebih tahan terhadap antibiotik dan sistem imun. Infeksi kronis seperti pada kateter, prostesis, dan jaringan tubuh sering disebabkan oleh biofilm yang sulit diobati dengan terapi konvensional. Bakteri dalam biofilm dapat berkomunikasi melalui quorum sensing untuk mengkoordinasikan resistensi dan pertahanan.

Soal Ujian 2

Soal: Jelaskan bagaimana bakteri beradaptasi dengan perubahan pH dan suhu ekstrem!

Pembahasan: Bakteri beradaptasi dengan perubahan pH melalui regulasi genetik yang mengontrol produksi enzim dan molekul penyangga untuk mempertahankan pH intraseluler yang stabil. Terhadap suhu ekstrem, bakteri seperti termofil memiliki protein dan enzim yang stabil pada suhu tinggi, sementara psikrofil memiliki membran yang lebih cair untuk menjaga fungsi sel pada suhu rendah.

Bagian II:

Patogenitas dan Sistem Kekebalan Tubuh

Bab 7

Mekanisme Patogenitas Bakteri

A. Capaian Pembelajaran Mata Kuliah

Mahasiswa memahami mekanisme patogenitas bakteri, respon sistem kekebalan tubuh terhadap infeksi bakteri, serta metode diagnostik laboratorium untuk infeksi bakteri.

7.1: Mahasiswa mampu menjelaskan mekanisme patogenitas bakteri.

7.2: Mahasiswa dapat menggambarkan respon sistem kekebalan tubuh terhadap infeksi bakteri.

7.3: Mahasiswa mampu menerapkan metode diagnostik laboratorium untuk infeksi bakteri.

B. Paparan Materi

Patogenitas bakteri adalah kemampuan bakteri untuk menyebabkan penyakit pada inang. Mekanisme patogenitas melibatkan berbagai faktor dan proses kompleks yang memungkinkan bakteri untuk menginfeksi inang, menghindari sistem kekebalan, dan menyebabkan kerusakan jaringan. Berikut adalah penjelasan rinci mengenai berbagai mekanisme patogenitas bakteri:

7.1 Adhesi dan Kolonisasi

7.1.1 Faktor Adhesi

Bakteri menggunakan struktur seperti pili, fimbria, dan protein adhesi permukaan untuk menempel pada sel inang. Pili dan fimbria adalah struktur protein yang menonjol dari permukaan sel bakteri dan berperan penting dalam proses adhesi. Misalnya, *Escherichia coli* memiliki pili tipe 1 yang membantu menempel pada sel epitel saluran kemih, memulai infeksi saluran kemih. Selain itu, beberapa bakteri memiliki adhesin khusus yang mengenali dan mengikat molekul tertentu pada permukaan sel inang, seperti protein M pada *Streptococcus pyogenes* yang berinteraksi dengan sel epitel tenggorokan.

7.1.2 Kolonisasi

Setelah menempel pada sel inang, bakteri mulai berkembang biak dan membentuk koloni di lokasi infeksi. Proses kolonisasi sering melibatkan pembentukan biofilm, komunitas bakteri yang tertanam dalam matriks ekstraseluler yang mereka hasilkan. Biofilm memberikan perlindungan tambahan terhadap sistem imun inang dan antibiotik. Misalnya, *Staphylococcus aureus* dapat membentuk biofilm pada permukaan prostesis medis dan kateter, menyebabkan infeksi kronis dan sulit diobati. Biofilm juga meningkatkan ketahanan bakteri terhadap faktor lingkungan seperti pH ekstrem dan desinfektan.

7.2 Invasi dan Penyebaran

7.2.1 Enzim Eksotoksin

Banyak bakteri patogen menghasilkan enzim yang memfasilitasi invasi dan penyebaran dalam jaringan inang. Enzim ini termasuk hialuronidase, kolagenase, protease, dan lipase. Hialuronidase memecah asam hialuronat, komponen utama matriks ekstraseluler, sehingga memudahkan penyebaran bakteri melalui jaringan ikat. Kolagenase memecah kolagen, protein struktural penting dalam jaringan ikat, membantu penyebaran bakteri lebih lanjut. Contoh: *Clostridium perfringens*, agen penyebab gas gangrene, menghasilkan berbagai enzim seperti lecithinase dan protease yang menghancurkan jaringan dan menyebabkan nekrosis luas.

7.2.2 Penetrasi Seluler

Beberapa bakteri memiliki kemampuan untuk menembus sel inang dan berkembang biak di dalamnya. Mekanisme ini sering melibatkan protein invasif yang memediasi endositosis bakteri oleh sel inang. Misalnya, *Salmonella enterica* menggunakan sistem sekresi tipe III untuk menyuntikkan protein efektor ke dalam sel epitel usus, yang kemudian menginduksi proses endositosis. Setelah masuk ke dalam sel, bakteri ini dapat menghindari lisosom dan berkembang biak di vakuola yang dimodifikasi. *Listeria monocytogenes* menggunakan protein internalin untuk menembus sel epitel dan fagosit, kemudian bergerak dalam sitoplasma menggunakan aktin inang.

7.2.3 Produksi Toksin

7.2.3.1 Eksotoksin

Eksotoksin adalah protein yang disekresikan oleh bakteri dan menyebabkan kerusakan langsung pada sel inang. Toksin ini sangat potent dan sering memiliki target spesifik dalam sel inang. Contoh: Toksin difteri yang dihasilkan oleh *Corynebacterium diphtheriae* menghambat sintesis protein dalam sel inang dengan menginaktivasi faktor elongasi EF-2, menyebabkan kematian sel. Toksin botulinum dari *Clostridium botulinum* menghambat pelepasan neurotransmitter asetilkolin di sinaps, menyebabkan kelumpuhan otot.

7.2.3.2 Endotoksin

Endotoksin adalah komponen dari membran luar bakteri Gram-negatif, terutama lipopolisakarida (LPS). Endotoksin dilepaskan ketika bakteri mati dan menyebabkan respon inflamasi yang kuat. LPS berinteraksi dengan reseptor TLR4 pada sel imun, menginduksi produksi sitokin pro-inflamasi seperti TNF-α, IL-1, dan IL-6. Respon ini dapat menyebabkan demam, hipotensi, dan sepsis berat. Misalnya, LPS dari *Escherichia coli* dapat memicu sepsis dan syok septik, yang merupakan kondisi medis darurat dengan tingkat kematian yang tinggi.

7.3 Strategi Evasi oleh Bakteri

Bakteri patogen memiliki berbagai strategi untuk menghindari deteksi dan destruksi oleh sistem imun inang:

7.3.1 Menghindari Fagositosis

7.3.1.1 Kapsul

Kapsul polisakarida melindungi bakteri dari fagositosis oleh makrofag dan neutrofil. Contoh: *Streptococcus pneumoniae.*

7.3.1.2 Protein Pengikat Faktor H

Beberapa bakteri mengikat faktor H dari sistem komplemen untuk mencegah opsonisasi. Contoh: *Borrelia burgdorferi.*

7.3.2 Menghindari Respon Antibodi

7.3.2.1 Variasi Antigenik

Beberapa bakteri mengubah protein permukaan mereka untuk menghindari pengenalan oleh antibodi. Contoh: *Neisseria gonorrhoeae* mengubah protein pili untuk menghindari respon imun adaptif.

7.3.2.2 Protease IgA

Enzim yang memecah antibodi IgA pada permukaan mukosa. Contoh: *Neisseria meningitidis.*

7.3.3 Mengganggu Respon Imun

7.3.3.1 Superantigen

Toksin yang menyebabkan aktivasi sel T secara non-spesifik, mengakibatkan respon imun yang berlebihan. Contoh: Toksin sindrom syok toksik (TSST-1) dari *Staphylococcus aureus.*

7.3.3.2 Inhibisi Jalur Signal

Beberapa bakteri menghasilkan protein yang menghambat jalur signal imun. Contoh: *Yersinia pestis* menghasilkan YopJ yang menghambat aktivasi NF-κB.

7.3.4 Survival Intraseluler

7.3.4.1 Inhibisi Fusi Fagolisosom

Beberapa bakteri mencegah fusi fagosom dengan lisosom, memungkinkan mereka bertahan hidup dalam fagosit. Contoh: *Mycobacterium tuberculosis.*

7.3.4.2 Resistensi terhadap Spesies Oksigen Reaktif

Bakteri seperti *Salmonella* memiliki enzim yang menetralisir spesies oksigen reaktif dalam makrofag.

C. Rangkuman

Bab ini membahas tiga aspek penting dalam memahami bakteri patogen dan infeksi yang disebabkan oleh mereka: mekanisme patogenitas bakteri, respon sistem kekebalan tubuh terhadap infeksi bakteri, dan metode diagnostik laboratorium untuk mengidentifikasi infeksi bakteri. Mekanisme patogenitas meliputi adhesi, invasi, produksi toksin, dan penghindaran sistem kekebalan. Respon sistem kekebalan tubuh terdiri dari respon imun bawaan dan adaptif yang bekerja bersama untuk mendeteksi dan menghancurkan bakteri patogen. Diagnostik laboratorium menggunakan berbagai teknik seperti mikroskopi, kultur bakteri, uji biokimia, dan metode molekuler untuk mendeteksi dan mengidentifikasi bakteri penyebab infeksi, membantu dalam menentukan terapi yang tepat.

D. Latihan dan Pembahasan

Latihan

Soal: Jelaskan peran pili dalam mekanisme adhesi bakteri!

Pembahasan: Pili adalah struktur protein tipis dan panjang yang menonjol dari permukaan bakteri. Mereka berfungsi sebagai alat adhesi yang memungkinkan bakteri menempel pada sel inang atau permukaan lainnya. Contohnya, *Escherichia coli* menggunakan pili tipe 1 untuk menempel pada sel epitel saluran kemih, yang merupakan langkah pertama dalam kolonisasi dan infeksi.

E. Soal Ujian dan Evaluasi

<u>Soal Ujian</u>

Soal: Diskusikan bagaimana bakteri patogen menghindari sistem kekebalan tubuh inang!

Pembahasan: Bakteri patogen memiliki berbagai strategi untuk menghindari sistem kekebalan tubuh inang. Misalnya, kapsul polisakarida melindungi bakteri dari fagositosis, sedangkan protein pengikat komplement seperti protein A pada *Staphylococcus aureus* mencegah aktivasi komplement. Variasi antigenik memungkinkan bakteri seperti *Neisseria gonorrhoeae* untuk mengubah protein permukaan mereka, menghindari deteksi oleh sistem imun adaptif.

Bab 8

Pengantar Imunitas dan Infeksi Bakteri

A. Capaian Pembelajaran Mata Kuliah

Mahasiswa memahami dasar-dasar imunitas dan infeksi bakteri serta pentingnya dalam praktik kedokteran.

1.1: Mahasiswa mampu menjelaskan konsep dasar imunitas dan mekanisme infeksi bakteri.

1.2: Mahasiswa dapat mengidentifikasi pentingnya pemahaman tentang imunitas dalam konteks klinis.

B. Paparan Materi

Sistem imun adalah mekanisme kompleks yang berperan dalam melindungi tubuh dari patogen seperti bakteri, virus, jamur, dan parasit. Sebelum kita mendalami lebih jauh, penting untuk memahami komponen utama dari sistem imun yang terdiri dari imunitas innate dan adaptif. Pada bab-bab sebelumnya, kita telah membahas karakteristik bakteri yang menjadi dasar pemahaman tentang bagaimana tubuh bereaksi terhadap infeksi bakteri.

8.1 Sistem Imun

8.1.1 Sistem Imunitas *Innate*

Merupakan garis pertahanan pertama yang bersifat non-spesifik dan mencakup barrier fisik seperti kulit dan mukosa, sel fagositik seperti makrofag dan neutrofil, sistem komplement, serta respon inflamasi. Imun innate bertindak sebagai respon cepat untuk mendeteksi dan menanggapi patogen melalui mekanisme seperti fagositosis dan aktivasi jalur komplement. Makrofag dan neutrofil mengenali patogen melalui pola molekuler yang terkait dengan patogen (PAMPs) dan menginisiasi respon imun.

8.1.2 Sistem Imunitas Adaptif

Respon ini lebih spesifik dan melibatkan sel B dan sel T. Imun adaptif memiliki kemampuan memori yang memungkinkan respon lebih cepat dan lebih efektif terhadap infeksi ulang oleh patogen yang sama. Sel B bertanggung jawab untuk produksi antibodi yang mengikat patogen dan menandainya untuk destruksi, sementara sel T membantu dalam menghancurkan sel yang terinfeksi dan mengatur aktivitas sel B.

8.2 Infeksi Bakteri

Patogenisitas Bakteri

Bakteri patogen memiliki kemampuan untuk menyebabkan penyakit melalui beberapa mekanisme, termasuk adhesi ke sel inang, invasi ke dalam jaringan, produksi toksin, dan evasion dari sistem imun. Contohnya, *Staphylococcus aureus* menggunakan adhesin untuk menempel pada sel epitel, sementara *Escherichia coli* dapat menghasilkan toksin yang menyebabkan kerusakan sel inang.

Respon Tubuh terhadap Infeksi Bakteri

Ketika bakteri memasuki tubuh, sistem imun innate akan merespon dengan cepat. Fagositosis oleh makrofag dan neutrofil merupakan langkah awal dalam eliminasi bakteri. Sel-sel ini menelan bakteri dan menghancurkannya menggunakan enzim lisosom. Selain itu, aktivasi sistem komplement membantu dalam opsonisasi dan lisis bakteri. Jika respon ini tidak cukup, sistem imun adaptif akan diaktifkan, di mana sel B memproduksi antibodi yang menetralkan patogen dan sel T membantu dalam eliminasi sel yang terinfeksi.

<u>Komunikasi Antar Sel Imun</u>

Respon imun yang efektif memerlukan komunikasi yang baik antar berbagai jenis sel imun. Sitokin dan kemokin adalah molekul sinyal yang memainkan peran penting dalam mengatur aktivitas sel imun. Contohnya, interleukin-1 (IL-1) dan tumor necrosis factor-alpha (TNF-α) adalah sitokin pro-inflamasi yang dihasilkan oleh makrofag untuk meningkatkan respon inflamasi dan merekrut sel imun lainnya ke lokasi infeksi.

8.3 Pentingnya Memahami Imunitas dalam Kedokteran

Pemahaman mendalam tentang sistem imun dan infeksi bakteri sangat penting bagi praktisi medis karena berbagai alasan klinis dan penelitian. Pengetahuan ini membantu dalam diagnosis yang tepat, pengobatan yang efektif, dan pengembangan strategi pencegahan melalui vaksinasi dan terapi baru.

8.3.1 Diagnosis dan Pengobatan
8.3.1.1 Identifikasi Patogen:

Mengetahui mekanisme patogenisitas dan respon imun memungkinkan dokter untuk mengidentifikasi patogen penyebab infeksi dan memilih terapi yang tepat. Misalnya, mengetahui resistensi antibiotik membantu dalam memilih antibiotik yang efektif untuk mengobati infeksi.

8.3.1.2 Pengelolaan Infeksi

Pemahaman tentang respon imun tubuh terhadap infeksi memungkinkan pengelolaan infeksi yang lebih baik, termasuk penggunaan imunoterapi yang dapat memperkuat respon imun tubuh terhadap patogen.

8.3.2 Pencegahan dan Vaksinasi

8.3.2.1 Pengembangan Vaksin

Vaksinasi merupakan salah satu metode pencegahan yang paling efektif terhadap penyakit infeksi. Pengetahuan tentang imunologi adaptif dan kemampuan memori imun sangat penting dalam pengembangan vaksin yang efektif. Vaksin membantu merangsang respon imun tanpa menyebabkan penyakit, sehingga memberikan perlindungan jangka panjang terhadap patogen.

8.3.2.1 Kebijakan Kesehatan

Pemahaman tentang epidemiologi infeksi bakteri dan resistensi antimikroba membantu dalam merumuskan kebijakan kesehatan untuk mengendalikan penyebaran penyakit infeksi. Ini termasuk program vaksinasi nasional dan strategi untuk memantau dan mengendalikan resistensi antimikroba.

C. Rangkuman

Bab ini memberikan pengantar tentang konsep dasar imunitas dan infeksi bakteri, serta pentingnya pemahaman ini dalam konteks kedokteran. Sistem imun terdiri dari imunitas innate dan adaptif, yang bekerja bersama untuk melindungi tubuh dari infeksi bakteri. Pemahaman tentang patogenisitas bakteri dan respon imun tubuh sangat penting untuk diagnosis, pengobatan, dan pencegahan penyakit infeksi, serta untuk pengembangan vaksin dan terapi baru.

D. Latihan dan Pembahasan

Latihan 1

Soal: Jelaskan perbedaan antara imun innate dan imun adaptif!

Pembahasan: Imun innate merupakan respon awal yang non-spesifik dan cepat terhadap infeksi, melibatkan barrier fisik, sel fagositik, dan sistem komplement. Imun adaptif adalah respon spesifik yang melibatkan sel B dan sel T, memiliki kemampuan memori, dan memberikan proteksi jangka panjang terhadap infeksi ulang oleh patogen yang sama.

Latihan 2

Soal: Sebutkan dua contoh mekanisme patogenisitas bakteri dan bagaimana tubuh meresponnya!

Pembahasan:

1. Adhesi: Bakteri menempel pada sel inang menggunakan pili atau adhesin. Tubuh merespon dengan mengaktifkan sel fagositik untuk menelan dan menghancurkan bakteri.

2. Produksi Toksin: Bakteri menghasilkan toksin yang merusak sel inang. Tubuh merespon dengan produksi antibodi yang menetralkan toksin dan aktivasi sel imun untuk menghilangkan bakteri.

E. Soal Ujian dan Evaluasi

Soal Ujian 1

Soal: Diskusikan bagaimana imun adaptif berperan dalam perlindungan jangka panjang terhadap infeksi bakteri!

Pembahasan: Imun adaptif melibatkan sel B dan sel T yang spesifik terhadap patogen. Setelah infeksi pertama, sel memori terbentuk dan memberikan respon cepat dan kuat terhadap infeksi ulang, memastikan proteksi jangka panjang.

Soal Ujian 2

Soal: Jelaskan pentingnya pengembangan vaksin dalam pencegahan penyakit infeksi bakteri!

Pembahasan: Vaksin merangsang pembentukan memori imun tanpa menyebabkan penyakit. Ini memberikan proteksi efektif terhadap infeksi bakteri dengan mengaktifkan respon imun adaptif yang cepat dan spesifik saat patogen sebenarnya menginfeksi tubuh.

Bab 9

Sistem Kekebalan Tubuh

A. Capaian Pembelajaran Mata Kuliah

Mahasiswa memahami komponen utama sistem imun dan peranannya dalam respon imun bawaan dan adaptif.

2.1: Mahasiswa mampu menjelaskan komponen utama sistem imun.

2.2: Mahasiswa dapat menggambarkan mekanisme respon imun bawaan.

2.3: Mahasiswa dapat mendeskripsikan mekanisme respon imun adaptif.

B. Paparan Materi

9.1 Komponen Utama Sistem Imun

Sistem imun terdiri dari berbagai komponen yang berfungsi secara sinergis untuk melindungi tubuh dari infeksi. Komponen-komponen utama sistem imun meliputi organ imun, sel imun, dan molekul-molekul yang terlibat dalam respon imun.

9.1.1 Organ Imun

9.1.1.1 Sumsum Tulang

Tempat produksi sel darah putih atau leukosit yang merupakan komponen utama sistem imun. Di sumsum tulang, sel induk hematopoietik berdiferensiasi menjadi berbagai jenis sel imun, termasuk sel B dan sel T.

9.1.1.2 Timus

Tempat pematangan sel T. Sel T yang dihasilkan di sumsum tulang bermigrasi ke timus untuk diferensiasi lebih lanjut menjadi subtipe sel T yang fungsional, seperti sel T helper dan sel T sitotoksik.

9.1.1.3 Kelenjar Getah Bening

Bertindak sebagai penyaring limfa dan lokasi utama untuk pengaktifan sel imun. Kelenjar ini mengandung sel B, sel T, makrofag, dan sel dendritik yang bekerja bersama untuk memproses dan merespon antigen.

9.1.1.4 Limpa

Menyaring darah untuk menghilangkan patogen dan sel yang rusak. Limpa juga berfungsi dalam pengaktifan sel B dan sel T, serta mengeliminasi sel darah merah tua.

9.1.2 Sel Imun

9.1.2.1 Sel Fagositik

Termasuk makrofag, neutrofil, dan sel dendritik. Mereka berperan dalam menelan dan menghancurkan patogen melalui proses fagositosis.

9.1.2.2 Sel Limfosit:

Termasuk sel B dan sel T yang berperan dalam respon imun adaptif. Sel B memproduksi antibodi, sedangkan sel T membantu dalam menghancurkan sel yang terinfeksi dan mengatur aktivitas sel B.

9.1.2.3 Sel Dendritik

Berfungsi sebagai sel penyaji antigen (APC) yang mengaktifkan sel T dengan menyajikan fragmen antigen pada molekul MHC, memicu respon imun adaptif.

9.1.3 Molekul Imun

9.1.3.1 Antibodi

Diproduksi oleh sel B dan berfungsi untuk menetralisir patogen, opsonisasi patogen untuk fagositosis, dan mengaktifkan sistem komplemen.

9.1.3.2 Komplemen

Sistem protein yang beredar di dalam darah dan dapat diaktifkan oleh patogen atau antibodi yang terikat pada patogen. Aktivasi komplement menghasilkan opsonisasi, kemotaksis, dan lisis sel patogen.

9.1.3.3 Sitokin

Molekul sinyal yang disekresikan oleh sel imun untuk mengatur dan mengkoordinasikan respon imun. Contoh sitokin termasuk interleukin, interferon, dan tumor necrosis factor (TNF).

9.2 Respon Imun Bawaan / *Innate*

Respon imun bawaan adalah garis pertahanan pertama tubuh terhadap patogen dan bersifat non-spesifik. Respon ini terjadi segera setelah infeksi dan melibatkan berbagai mekanisme untuk mendeteksi dan menghancurkan patogen.

Barrier Fisik dan Kimia: Kulit dan membran mukosa berfungsi sebagai penghalang fisik pertama terhadap patogen. Sekresi seperti air mata, air liur, dan asam lambung mengandung enzim antimikroba seperti lisozim yang dapat menghancurkan bakteri. Mikrobiota normal juga berperan dalam mencegah kolonisasi patogen dengan bersaing untuk ruang dan nutrisi.

9.2.1 Fagositosis

Proses di mana sel fagositik seperti makrofag dan neutrofil menelan dan menghancurkan patogen. Sel-sel ini mengenali patogen melalui reseptor pengenal pola (PRR) yang mengenali pola molekuler terkait patogen (PAMPs) pada permukaan patogen. Setelah fagositosis, patogen dicerna dalam fagolisosom, di mana enzim dan spesies oksigen reaktif (ROS) menghancurkan patogen.

9.2.2 Sistem Komplement

Sistem protein dalam darah yang dapat diaktifkan melalui tiga jalur utama: jalur klasik, jalur alternatif, dan jalur lektin. Aktivasi komplement menghasilkan fragmentasi protein yang opsonisasi patogen, menarik sel imun ke lokasi infeksi (kemotaksis), dan membentuk kompleks serangan membran (MAC) yang menyebabkan lisis sel patogen.

9.2.3 Respon Inflamasi

Respon tubuh terhadap infeksi atau cedera yang ditandai dengan pembengkakan, panas, kemerahan, dan nyeri. Inflamasi diinisiasi oleh pelepasan sitokin pro-inflamasi seperti IL-1, IL-6, dan TNF-α oleh sel-sel imun. Sitokin ini meningkatkan permeabilitas pembuluh darah, memungkinkan sel imun dan molekul efektor mencapai lokasi infeksi. Inflamasi juga meningkatkan suhu lokal dan aliran darah, yang membantu dalam eliminasi patogen.

9.3 Respon Imun Adaptif

Respon imun adaptif adalah respon spesifik terhadap patogen tertentu dan memiliki kemampuan memori. Respon ini melibatkan aktivasi dan diferensiasi sel B dan sel T, yang memberikan proteksi jangka panjang terhadap infeksi ulang.

9.3.1 Aktivasi Sel B dan Produksi Antibodi

9.3.1.1 Aktivasi Sel B dan Fungsinya

Sel B diaktifkan ketika reseptor sel B (BCR) mengenali antigen spesifik. Proses ini sering membutuhkan bantuan dari sel T helper. Setelah aktivasi, sel B berdiferensiasi menjadi sel plasma yang memproduksi antibodi.

Antibodi memiliki beberapa mekanisme untuk melawan patogen, termasuk menetralisir patogen dengan mengikat antigen spesifik, opsonisasi patogen untuk meningkatkan fagositosis, dan mengaktifkan sistem komplement. Antibodi juga penting dalam respon imun sekunder yang lebih cepat dan kuat saat terjadi infeksi ulang oleh patogen yang sama.

9.3.1.2 Aktivasi Sel T dan Fungsinya

9.3.1.2.1 Sel T Helper (CD4$^+$)

Sel T helper mengeluarkan sitokin yang membantu aktivasi sel B untuk produksi antibodi, serta makrofag untuk fagositosis. Sel T helper juga berperan dalam pengaturan dan koordinasi berbagai komponen respon imun adaptif.

9.3.1.2.2 Sel T Sitotoksik (CD8⁺)

Sel T sitotoksik membunuh sel yang terinfeksi oleh patogen intraseluler seperti virus dan beberapa bakteri. Sel T sitotoksik mengenali antigen yang disajikan oleh molekul MHC kelas I pada permukaan sel yang terinfeksi dan melepaskan enzim seperti perforin dan granzim yang menyebabkan apoptosis pada sel target.

9.3.1.2.3 Sel T Regulator (Treg)

Sel T regulator memainkan peran penting dalam mengontrol dan menekan respon imun untuk mencegah kerusakan jaringan dan autoimunitas. Mereka mengeluarkan sitokin anti-inflamasi seperti IL-10 dan TGF-β.

9.3.2.1.2.4 Memori Imunologis

Setelah infeksi primer, sebagian sel B dan sel T berubah menjadi sel memori yang dapat merespon lebih cepat dan efektif terhadap infeksi ulang oleh patogen yang sama. Sel memori ini bertahan dalam jangka waktu yang lama, memberikan proteksi jangka panjang. Respon memori ini adalah dasar dari efektivitas vaksin, yang merangsang pembentukan sel memori tanpa menyebabkan penyakit.

Dengan memahami komponen utama sistem imun serta mekanisme respon imun bawaan dan adaptif, praktisi medis dapat lebih efektif dalam mendiagnosis, merawat, dan mencegah penyakit infeksi. Pengetahuan ini juga penting dalam pengembangan vaksin dan terapi baru yang dapat meningkatkan kesehatan dan keselamatan pasien.

C. Rangkuman

Bab ini membahas komponen utama sistem imun, termasuk organ dan sel-sel yang terlibat, serta mekanisme respon imun bawaan dan adaptif. Sistem imun innate berfungsi sebagai garis pertahanan pertama yang non-spesifik, sementara sistem imun adaptif memberikan respon yang spesifik dan memiliki kemampuan memori untuk perlindungan jangka panjang.

D. Latihan dan Pembahasan

Latihan 1

Soal: Sebutkan tiga komponen utama sistem imun dan jelaskan fungsinya!

Pembahasan:

1. Sumsum Tulang: Tempat produksi sel darah putih yang merupakan komponen utama sistem imun.

2. Timus: Tempat pematangan sel T yang penting untuk respon imun adaptif.

3. Kelenjar Getah Bening: Tempat penyaringan limfa dan aktivasi sel imun.

Latihan 2

Soal: Jelaskan perbedaan antara respon imun bawaan dan adaptif!

Pembahasan: Respon imun bawaan bersifat non-spesifik dan cepat, melibatkan barrier fisik, fagositosis, sistem komplement, dan inflamasi. Respon imun adaptif bersifat spesifik dan memiliki kemampuan memori, melibatkan aktivasi sel B dan T yang menghasilkan antibodi dan menghancurkan sel yang terinfeksi.

Latihan 3

Soal: Bagaimana sistem komplement membantu dalam eliminasi patogen?

Pembahasan: Sistem komplement terdiri dari protein dalam darah yang dapat diaktifkan oleh patogen atau antibodi. Aktivasi komplement menghasilkan opsonisasi patogen untuk fagositosis, kemotaksis untuk merekrut sel imun, dan lisis sel patogen melalui kompleks serangan membran.

E. Soal Ujian dan Evaluasi

Soal Ujian 1

Soal: Diskusikan peran sel T helper dalam koordinasi respon imun adaptif!

Pembahasan: Sel T helper (CD4$^+$) mengeluarkan sitokin yang membantu aktivasi sel B untuk produksi antibodi dan aktivasi makrofag untuk fagositosis. Mereka juga berperan dalam koordinasi dan pengaturan berbagai komponen respon imun adaptif.

Soal Ujian 2

Soal: Jelaskan mekanisme fagositosis oleh makrofag dan bagaimana proses ini membantu melawan infeksi bakteri!

Pembahasan: Fagositosis adalah proses di mana makrofag menelan patogen melalui pengenalan PAMPs oleh PRR. Setelah patogen ditelan, fagosom bergabung dengan lisosom untuk membentuk fagolisosom, di mana patogen dihancurkan oleh enzim lisosom dan spesies oksigen reaktif. Proses ini membantu mengeliminasi bakteri dari tubuh dan menginisiasi respon imun yang lebih luas.

Bagian III:

Respon dan Diagnostik Imun

Bab 10

Respon Imun terhadap Infeksi Bakteri

A. Capaian Pembelajaran Mata Kuliah

Mahasiswa memahami mekanisme respon imun terhadap infeksi bakteri, termasuk fagositosis, peran sel T dan sel B, serta produksi antibodi.

10.1: Mahasiswa mampu menjelaskan proses fagositosis dan aktivasi sel imun.

10.2: Mahasiswa dapat mendeskripsikan peran sel T dan sel B dalam respon imun.

10.3: Mahasiswa dapat menggambarkan proses produksi antibodi dan fungsinya.

B. Paparan Materi

10.1 Fagositosis dan Aktivasi Sel Imun

Fagositosis adalah mekanisme kunci dalam respon imun bawaan yang memungkinkan sel-sel imun seperti makrofag dan neutrofil untuk menelan dan menghancurkan patogen. Proses ini merupakan langkah penting dalam mengendalikan infeksi bakteri dan melibatkan serangkaian tahapan yang kompleks. Berikut adalah penjelasan rinci tentang mekanisme fagositosis dan aktivasi sel imun:

10.1.1 Pengenalan Patogen

10.1.1.1 *Pattern Recognition Receptors*/PRRs

Sel fagositik memiliki PRRs seperti *Toll-like receptors* (TLRs) yang mendeteksi *pathogen associated molecular patterns*/ PAMPs pada permukaan bakteri. TLRs dapat mengenali berbagai PAMPs seperti lipopolisakarida (LPS) pada bakteri Gram-negatif, peptidoglikan pada bakteri Gram-positif, dan flagelin. Contohnya, TLR4 mengenali LPS, sedangkan TLR2 mengenali peptidoglikan.

10.1.1.2 Opsonisasi

Molekul opsonin seperti antibodi dan protein komplement (C3b) dapat melapisi patogen, meningkatkan pengenalannya oleh sel fagositik. Antibodi mengikat antigen spesifik pada patogen, sementara C3b berikatan dengan permukaan patogen melalui jalur komplement. Opsonisasi memperkuat interaksi antara patogen dan reseptor pada sel fagositik, seperti FcγR untuk antibodi dan CR1 untuk C3b.

10.1.2 Penangkapan dan Internalisasi

10.1.2.1 Fagosom

Setelah pengenalan, sel fagositik menelan patogen dengan mengekstensikan pseudopodia yang mengelilingi patogen, membentuk vesikel internal yang disebut fagosom. Proses ini memerlukan reorganisasi sitoskeleton aktin dan kontraksi protein motorik seperti miosin.

10.1.2.2 Pembentukan Fagolisosom

Fagosom yang mengandung patogen bergabung dengan lisosom, membentuk fagolisosom. Lisosom mengandung enzim hidrolitik seperti protease, lipase, dan nuklease, serta spesies oksigen reaktif (ROS) yang dihasilkan oleh NADPH oksidase. Lingkungan dalam fagolisosom juga bersifat asam, yang dihasilkan oleh pompa proton (v-ATPase), membantu dalam denaturasi dan degradasi patogen.

10.1.3 Penghancuran Patogen

10.1.3.1 Enzim Hidrolitik

Enzim dalam fagolisosom menghancurkan komponen patogen menjadi molekul-molekul kecil. Protease memecah protein menjadi peptida, lipase menghidrolisis lipid, dan nuklease memotong asam nukleat.

10.1.3.2 Spesies Oksigen Reaktif (*Reactive oxygen species*/ROS)

ROS seperti superoksida, hidrogen peroksida, dan radikal hidroksil sangat merusak bagi patogen. NADPH oksidase diaktifkan pada membran fagosom menghasilkan superoksida, yang kemudian dikonversi menjadi ROS lainnya oleh enzim seperti superoksida dismutase (SOD) dan mieloperoksidase (MPO).

10.1.3.3 Nitrogen Reaktif

Selain ROS, makrofag juga menghasilkan spesies nitrogen reaktif (RNS) seperti *nitric oxide* (NO) melalui enzim *inducible nitric oxide synthase* (iNOS). NO dapat bereaksi dengan superoksida membentuk *peroxynitrite*, yang sangat toksik bagi patogen.

10.1.4 Penyajian Antigen

10.1.4.1 Major Histocompatibility Complex (MHC) Kelas II

Setelah patogen dicerna, fragmen antigenik diproses dan disajikan pada permukaan sel fagositik oleh molekul MHC kelas II. Proses ini melibatkan protein pengolah antigen seperti proteasome dan *transporter associated with antigen processing* (TAP).

10.1.4.2 Aktivasi Sel T Helper (CD4$^+$)

Antigen yang disajikan pada MHC kelas II dikenali oleh reseptor sel T (*T cell receptor*/TCR) pada sel T helper. Interaksi ini, bersama dengan sinyal kostimulatori seperti CD80/CD86 dan CD28, mengaktivasi sel T helper untuk proliferasi dan diferensiasi. Sel T helper yang teraktivasi mengeluarkan sitokin yang membantu dalam koordinasi respon imun adaptif.

10.1.5 Pelepasan Sitokin Pro-inflamasi
10.1.5.1 IL-1, IL-6, TNF-α

Sel fagositik yang teraktivasi melepaskan sitokin pro-inflamasi seperti IL-1, IL-6, dan TNF-α. Sitokin ini meningkatkan permeabilitas pembuluh darah, memungkinkan rekrutmen sel imun tambahan ke lokasi infeksi, dan memediasi inflamasi lokal.

10.1.5.2 Chemokin

Chemokin seperti IL-8 (CXCL8) mengarahkan neutrofil ke lokasi infeksi melalui gradien kemotaksis. Kemokin mengikat reseptor kemokin pada permukaan sel imun, memicu migrasi sel ke arah konsentrasi kemokin tertinggi.

10.1.6 Interaksi Seluler dan Amplifikasi Respon Imun
10.1.6.1 Sel Dendritik

Sel dendritik adalah sel penyaji antigen yang sangat efisien dan berfungsi sebagai jembatan antara imun bawaan dan adaptif. Setelah menangkap antigen, sel dendritik bermigrasi ke kelenjar getah bening dan mengaktifkan sel T naif.

10.1.6.2 Makrofag

Selain fagositosis, makrofag mengeluarkan sitokin yang mempengaruhi fungsi sel lain seperti sel T dan sel B. Mereka juga dapat mempresentasikan antigen kepada sel T di kelenjar getah bening.

10.1.6.3 Neutrofil

Neutrofil merupakan sel imun yang paling melimpah dalam darah dan merupakan salah satu sel pertama yang tiba di lokasi infeksi. Mereka mengeluarkan NETs (neutrophil extracellular traps) yang menjebak dan membunuh patogen.

10.1.7 Regulasi dan Resolusi Inflamasi

10.1.7.1 Sitokin Anti-inflamasi

Setelah patogen dieliminasi, sitokin anti-inflamasi seperti IL-10 dan TGF-β dilepaskan untuk menekan respon inflamasi dan mencegah kerusakan jaringan berlebih. Sel T regulator juga berperan dalam mengurangi respon imun yang berlebihan.

10.1.7.2 Pembersihan Sel Debris

Makrofag membersihkan sel-sel mati dan debris di lokasi infeksi, mendukung proses penyembuhan dan resolusi inflamasi.

Dengan memahami mekanisme fagositosis dan aktivasi sel imun secara mendalam, kita dapat menghargai kompleksitas dan efisiensi sistem imun dalam melindungi tubuh dari infeksi bakteri. Proses ini melibatkan berbagai sel dan molekul yang bekerja sama untuk mendeteksi, menelan, dan menghancurkan patogen, serta mengkoordinasikan respon imun adaptif yang lebih spesifik dan tahan lama. Pengetahuan ini penting untuk mengembangkan strategi terapeutik dan vaksin yang efektif dalam melawan penyakit infeksi.

10.2 Peran Sel T dan Sel B

Sel T dan sel B memainkan peran penting dalam respon imun adaptif, yang memberikan spesifisitas dan memori imunologis terhadap patogen. Berikut adalah penjelasan rinci tentang fungsi dan interaksi kedua jenis sel ini dalam melawan infeksi bakteri:

10.2.1 Peran Sel T
10.2.1.1 Sel T Helper (CD4$^+$)
10.2.1.1.1 Aktivasi dan Fungsi

Sel T helper diaktifkan ketika reseptor sel T (TCR) mereka mengenali antigen yang disajikan oleh molekul MHC kelas II pada sel penyaji antigen (APC) seperti makrofag, sel dendritik, dan sel B. Aktivasi ini juga memerlukan sinyal kostimulatori seperti interaksi CD28 pada sel T dengan CD80/CD86 pada APC. Setelah aktivasi, sel T helper mengalami proliferasi dan diferensiasi menjadi subtipe yang berbeda seperti Th1, Th2, dan Th17, masing-masing dengan fungsi spesifik dalam respon imun.

10.2.1.1.1.1 Th1

Subtipe Th1 mengeluarkan sitokin seperti IFN-γ yang mengaktifkan makrofag untuk meningkatkan kemampuan fagositosis dan pembunuhan patogen intraseluler. Th1 juga membantu dalam aktivasi sel T sitotoksik.

10.2.1.1.1.2 Th2

Subtipe Th2 menghasilkan sitokin seperti IL-4, IL-5, dan IL-13 yang berperan dalam aktivasi dan diferensiasi sel B menjadi sel plasma yang memproduksi antibodi. Th2 juga penting dalam respon terhadap patogen ekstraseluler seperti parasit.

10.2.1.1.1.3 Th17

Subtipe Th17 menghasilkan IL-17 yang berperan dalam rekrutmen dan aktivasi neutrofil untuk melawan patogen bakteri dan jamur. IL-17 juga berkontribusi pada inflamasi dan pertahanan mukosa.

10.2.1.1.1.4 Memori Imun

Sel T helper yang teraktivasi dapat berdiferensiasi menjadi sel memori yang mampu merespon lebih cepat dan kuat terhadap infeksi ulang oleh patogen yang sama. Sel memori ini bertahan lama dalam tubuh dan memberikan proteksi jangka panjang.

10.2.1.2 Sel T Sitotoksik (CD8$^+$)
10.2.1.2.1 Aktivasi dan Fungsi Sel T Sitotoksik

Sel T sitotoksik diaktifkan ketika TCR mereka mengenali antigen yang disajikan oleh molekul MHC kelas I pada sel terinfeksi. Aktivasi ini juga memerlukan sinyal kostimulatori dari sel T helper. Sel T sitotoksik yang teraktivasi mengalami proliferasi dan diferensiasi menjadi sel efektor yang mampu membunuh sel terinfeksi.

10.2.1.2.2 Mekanisme Kerja Sel T Sitotoksik

Sel T sitotoksik melepaskan granula yang mengandung perforin dan granzim. Perforin membentuk pori-pori pada membran sel target, memungkinkan granzim masuk ke dalam sel. Granzim menginduksi apoptosis melalui aktivasi kaspase, yang menyebabkan kematian sel terinfeksi.

10.2.1.2.3 Peran dalam Infeksi Virus dan Bakteri Intraseluler

Sel T sitotoksik sangat efektif dalam melawan patogen yang hidup di dalam sel, seperti virus dan beberapa bakteri intraseluler seperti *Listeria monocytogenes* dan *Mycobacterium tuberculosis*.

10.2.1.2.4 Memori Imun

Seperti sel T helper, sel T sitotoksik juga dapat berdiferensiasi menjadi sel memori. Sel memori ini memberikan respon yang lebih cepat dan kuat terhadap infeksi ulang dan berkontribusi pada imun surveilans jangka panjang.

10.2.1.3 Sel T Regulator (Treg)

10.2.1.3.1 Fungsi Imunosupresif

Sel T regulator berperan dalam mengontrol dan menekan respon imun untuk mencegah kerusakan jaringan dan autoimunitas. Treg mengeluarkan sitokin anti-inflamasi seperti IL-10 dan TGF-β, yang menghambat aktivitas sel T efektor dan mengurangi inflamasi.

10.2.1.3.2 Peran dalam Toleransi Imun

Treg penting dalam menjaga toleransi terhadap antigen diri dan mencegah penyakit autoimun. Mereka juga berperan dalam regulasi respon imun terhadap antigen asing untuk mencegah reaksi berlebihan yang dapat merusak jaringan inang.

10.2.2 Peran Sel B

10.2.2.1 Aktivasi dan Diferensiasi

10.2.2.1.1 Pengenalan Antigen

Sel B diaktifkan ketika reseptor sel B (BCR) mereka mengikat antigen spesifik. Aktivasi ini biasanya memerlukan bantuan dari sel T helper melalui interaksi CD40 pada sel B dengan CD40L pada sel T helper, serta sitokin yang dilepaskan oleh sel T helper seperti IL-4 dan IL-21.

10.2.2.1.2 Diferensiasi Menjadi Sel Plasma

Setelah aktivasi, sel B berdiferensiasi menjadi sel plasma yang memproduksi dan melepaskan antibodi dalam jumlah besar ke dalam sirkulasi. Sel plasma adalah sel yang sangat efisien dalam produksi antibodi dan memiliki masa hidup yang pendek tetapi sangat produktif.

10.2.2.2 Produksi Antibodi

10.2.2.2.1 Antibodi IgM

Antibodi pertama yang diproduksi dalam respon imun primer adalah IgM. IgM sangat efektif dalam mengaktifkan komplement dan opsonisasi patogen untuk fagositosis.

10.2.2.2.2 Class Switching

Sel B dapat mengalami class switching untuk memproduksi antibodi dengan isotype yang berbeda seperti IgG, IgA, dan IgE. Class switching diatur oleh sinyal sitokin dari sel T helper dan terjadi di pusat germinal kelenjar getah bening. IgG adalah antibodi utama dalam sirkulasi yang efektif dalam netralisasi patogen dan opsonisasi. IgA ditemukan terutama di sekresi mukosa dan berperan dalam proteksi terhadap patogen yang memasuki tubuh melalui mukosa. IgE berperan dalam respon terhadap parasit dan reaksi alergi.

10.2.2.2.3 Memori Imun

Sebagian sel B yang teraktivasi berubah menjadi sel memori yang bertahan lama. Sel memori B memungkinkan respon yang lebih cepat dan kuat terhadap infeksi ulang oleh patogen yang sama. Mereka memberikan proteksi jangka panjang dan dasar dari efektivitas vaksin.

10.2.2.3 Fungsi Antibodi

10.2.2.3.1 Netralisasi

Antibodi mengikat antigen pada patogen, mencegahnya menginfeksi sel inang atau menetralisir toksin yang diproduksi oleh patogen.

10.2.2.3.2 Opsonisasi

Antibodi berikatan dengan patogen dan meningkatkan fagositosis oleh sel fagositik melalui interaksi dengan reseptor Fc pada sel fagositik.

10.2.2.3.3 Aktivasi Komplement

Antibodi mengaktifkan sistem komplement yang menghasilkan opsonisasi, kemotaksis, dan lisis sel patogen melalui pembentukan kompleks serangan membran (MAC).

10.2.2.3.4 Pembentukan Kompleks Imun

Antibodi membentuk kompleks dengan antigen, yang kemudian dikenali dan dihilangkan oleh sel fagositik dan sistem retikuloendotelial.

Dengan memahami peran sel T dan sel B secara mendalam, kita dapat mengapresiasi kompleksitas dan koordinasi yang terlibat dalam respon imun adaptif. Sel T dan sel B bekerja bersama untuk mengidentifikasi, menargetkan, dan menghancurkan patogen, serta menyediakan memori imunologis yang penting untuk proteksi jangka panjang terhadap infeksi. Pengetahuan ini penting untuk pengembangan strategi terapeutik dan vaksin yang efektif dalam melawan penyakit infeksi.

10.3 Produksi Antibodi

Produksi antibodi oleh sel B adalah salah satu mekanisme utama dalam respon imun adaptif yang memberikan perlindungan spesifik terhadap patogen. Proses ini melibatkan beberapa tahap penting yang mencakup aktivasi sel B, diferensiasi menjadi sel plasma, class switching, dan memori imun. Berikut adalah penjelasan rinci tentang produksi antibodi:

10.3.1 Aktivasi Sel B

10.3.1.1 Pengikatan Antigen

Proses produksi antibodi dimulai dengan pengenalan antigen oleh reseptor sel B (BCR). BCR terdiri dari imunoglobulin yang tertanam di membran sel B dan berfungsi sebagai reseptor spesifik untuk antigen. Ketika antigen spesifik mengikat BCR, sinyal aktivasi diinisiasi dalam sel B.

10.3.1.2 Interaksi dengan Sel T Helper

Aktivasi penuh sel B biasanya memerlukan bantuan dari sel T helper (CD4$^+$). Sel T helper yang diaktifkan oleh antigen yang sama melalui MHC kelas II pada sel penyaji antigen (APC) akan berinteraksi dengan sel B melalui molekul CD40 pada sel B dan CD40L pada sel T helper. Sel T helper juga melepaskan sitokin seperti IL-4, IL-5, dan IL-21 yang membantu dalam aktivasi dan proliferasi sel B.

10.3.2 Diferensiasi Menjadi Sel Plasma

10.3.2.1 Proliferasi Sel B

Setelah diaktifkan, sel B mengalami proliferasi dan menghasilkan klon sel B yang memiliki spesifisitas yang sama terhadap antigen. Proses ini meningkatkan jumlah sel B yang dapat berpartisipasi dalam respon imun.

10.3.2.2 Diferensiasi Menjadi Sel Plasma

Sel B yang teraktivasi berdiferensiasi menjadi sel plasma, yang merupakan sel penghasil antibodi. Sel plasma sangat efisien dalam produksi dan sekresi antibodi ke dalam sirkulasi darah dan cairan tubuh lainnya. Sel plasma memiliki jaringan endoplasma kasar yang berkembang dengan baik, yang memungkinkan sintesis protein antibodi dalam jumlah besar.

10.3.3 Class Switching

10.3.3.1 Produksi Antibodi IgM

Antibodi pertama yang diproduksi oleh sel B yang teraktivasi adalah IgM. IgM adalah pentamer yang sangat efektif dalam mengaktifkan sistem komplement dan opsonisasi patogen untuk fagositosis. IgM biasanya diproduksi pada tahap awal respon imun primer.

10.3.3.2 Proses Class Switching

Sel B dapat mengalami class switching untuk memproduksi antibodi dengan isotype yang berbeda seperti IgG, IgA, dan IgE. Proses ini diatur oleh sinyal sitokin dari sel T helper dan terjadi di pusat germinal kelenjar getah bening. Class switching memungkinkan antibodi untuk menyesuaikan fungsinya sesuai dengan jenis patogen dan lokasi infeksi.

10.3.3.2.1 IgG

IgG adalah antibodi utama dalam sirkulasi yang efektif dalam netralisasi patogen, opsonisasi, dan aktivasi komplement. IgG juga mampu menembus plasenta, memberikan perlindungan pasif kepada janin.

10.3.3.2.2 IgA

IgA ditemukan terutama di sekresi mukosa seperti air liur, air mata, dan sekresi gastrointestinal. IgA berperan penting dalam proteksi terhadap patogen yang masuk melalui mukosa dengan menghalangi adhesi patogen pada sel epitel dan menetralisir toksin.

10.3.3.2.3 IgE

IgE berperan dalam respon terhadap parasit dan alergi. IgE mengikat reseptor pada permukaan sel mast dan basofil, menyebabkan degranulasi dan pelepasan mediator inflamasi seperti histamin.

10.3.4 Memori Imun

10.3.4.1 Pembentukan Sel Memori B

Sebagian sel B yang teraktivasi berdiferensiasi menjadi sel memori B yang bertahan lama dalam tubuh. Sel memori B memungkinkan respon yang lebih cepat dan kuat terhadap infeksi ulang oleh patogen yang sama.

10.3.4.2 Respon Sekunder

Sel memori B memberikan respon sekunder yang lebih efisien dibandingkan dengan respon primer. Ketika sel memori B mengenali antigen yang sama pada infeksi berikutnya, mereka dengan cepat berdiferensiasi menjadi sel plasma yang memproduksi antibodi dalam jumlah besar dan kualitas yang lebih tinggi.

Dengan memahami proses produksi antibodi oleh sel B, kita dapat mengapresiasi kompleksitas dan efisiensi sistem imun adaptif dalam melindungi tubuh dari infeksi bakteri. Produksi antibodi melibatkan berbagai tahap yang diatur dengan ketat dan memerlukan interaksi yang kompleks antara sel B dan sel T helper. Pengetahuan ini penting untuk pengembangan strategi terapeutik dan vaksin yang efektif dalam melawan penyakit infeksi.

C. Rangkuman

Bab ini membahas respon imun terhadap infeksi bakteri, termasuk proses fagositosis dan aktivasi sel imun, peran sel T dan sel B dalam respon imun adaptif, serta produksi antibodi. Fagositosis merupakan mekanisme penting dalam respon imun bawaan yang melibatkan pengenalan, penangkapan, dan penghancuran patogen. Sel T dan sel B berperan dalam respon imun adaptif dengan memberikan spesifisitas dan memori imunologis. Produksi antibodi oleh sel B adalah mekanisme utama untuk menetralisir patogen dan memperkuat eliminasi melalui berbagai jalur imun.

D. Latihan dan Pembahasan

Latihan 1

Soal: Jelaskan proses fagositosis dan bagaimana sel fagositik menghancurkan patogen!

Pembahasan: Fagositosis melibatkan pengenalan patogen oleh reseptor PRR, penangkapan patogen oleh sel fagositik, internalisasi dalam fagosom, pembentukan fagolisosom, dan penghancuran patogen oleh enzim lisosom dan ROS.

Latihan 2

Soal: Apa peran sel T helper dalam respon imun adaptif?

Pembahasan: Sel T helper mengeluarkan sitokin yang membantu aktivasi sel B untuk produksi antibodi dan makrofag untuk fagositosis. Subtipe Th1 dan Th2 berperan dalam respon terhadap patogen intraseluler dan ekstraseluler.

Latihan 3

Soal: Bagaimana antibodi berfungsi dalam melawan infeksi bakteri?

Pembahasan: Antibodi menetralisir patogen, opsonisasi patogen untuk fagositosis, mengaktifkan sistem komplement, dan menghambat masuknya patogen ke dalam sel inang.

E. Soal Ujian dan Evaluasi

Soal Ujian 1

Soal: Diskusikan peran sel T sitotoksik dalam eliminasi patogen intraseluler!

Pembahasan: Sel T sitotoksik mengenali antigen yang disajikan oleh MHC kelas I dan melepaskan enzim seperti perforin dan granzim yang menginduksi apoptosis pada sel yang terinfeksi, membantu eliminasi patogen intraseluler.

Soal Ujian 2

Soal: Jelaskan proses class switching pada sel B dan pentingnya dalam respon imun!

Pembahasan: Class switching memungkinkan sel B memproduksi berbagai isotype antibodi seperti IgM, IgG, IgA, dan IgE yang memiliki fungsi dan lokasi kerja berbeda, meningkatkan fleksibilitas dan efektivitas respon imun adaptif.

Bab 11
Respon Imun terhadap Infeksi
Bakteri Spesifik

A. Capaian Pembelajaran Mata Kuliah

Mahasiswa memahami mekanisme penyakit bakteri spesifik dan respon imun tubuh terhadap infeksi ini.

11.1: Mahasiswa dapat menjelaskan infeksi bakteri pada saluran pernafasan dan respon imun terhadapnya.

11.2: Mahasiswa dapat mendeskripsikan infeksi bakteri pada saluran gastrointestinal dan respon imun yang terjadi.

11.3: Mahasiswa dapat menggambarkan infeksi bakteri pada kulit dan jaringan lunak serta respon imun yang terlibat.

B. Paparan Materi

11.1 Infeksi Saluran Pernafasan

Infeksi saluran pernapasan adalah salah satu jenis infeksi yang paling umum dan bisa disebabkan oleh berbagai bakteri patogen seperti *Streptococcus pneumoniae, Mycobacterium tuberculosis*, dan *Haemophilus influenzae*. Berikut adalah penjelasan mendalam mengenai mekanisme infeksi dan respon imun terhadap infeksi saluran pernapasan oleh bakteri-bakteri ini:

11.1.1 *Streptococcus pneumoniae*

11.1.1.1 Mekanisme Patogenitas *Streptococcus pneumoniae*

11.1.1.1.1 Kapsul Polisakarida

Salah satu faktor virulensi utama *S. pneumoniae* adalah kapsul polisakarida yang mengelilingi bakteri. Kapsul ini melindungi bakteri dari fagositosis oleh sel-sel imun seperti makrofag dan neutrofil.

11.1.1.1.2 Pneumolisin

Toksin yang dihasilkan oleh *S. pneumoniae* dapat merusak sel-sel epitel pernapasan dan endotel, menyebabkan respon inflamasi yang kuat. Pneumolisin juga mampu menghambat fungsi sel fagositik.

11.1.1.1.3 Adhesin

Protein permukaan bakteri ini memungkinkan mereka menempel pada sel epitel saluran pernapasan, yang merupakan langkah awal dalam kolonisasi dan infeksi.

11.1.1.2 Respon Imun terhadap *Streptococcus pneumoniae*
11.1.1.2.1 Respon Imun Bawaan

Ketika *S. pneumoniae* memasuki saluran pernapasan, makrofag alveolar dan neutrofil adalah garis pertahanan pertama. Mereka mengenali bakteri melalui PRRs seperti TLR2 dan TLR4, yang mengikat komponen dinding sel bakteri. Aktivasi PRR ini memicu fagositosis dan produksi sitokin pro-inflamasi seperti IL-1, IL-6, dan TNF-α.

11.1.1.2.2 Sistem Komplemen

Aktivasi jalur klasik, alternatif, dan lektin dari sistem komplement menghasilkan opsonisasi bakteri dengan C3b, yang memfasilitasi fagositosis, serta pembentukan kompleks serangan membran (MAC) yang menyebabkan lisis bakteri.

11.1.1.2.3 Respon Imun Adaptif

Sel dendritik yang menginternalisasi antigen bakteri bermigrasi ke kelenjar getah bening, di mana mereka mempresentasikan antigen kepada sel T helper (CD4$^+$) melalui MHC kelas II. Sel T helper yang teraktivasi menghasilkan sitokin yang mengaktifkan sel B untuk memproduksi antibodi spesifik terhadap antigen *S. pneumoniae*. Antibodi ini, terutama IgG, berfungsi untuk menetralisir bakteri, opsonisasi, dan aktivasi komplement.

11.1.2 *Mycobacterium tuberculosis*

11.1.2.1 Mekanisme Patogenitas *Mycobacterium tuberculosis*

11.1.2.1.1 Invasi Makrofag

M. tuberculosis menginfeksi makrofag alveolar dengan mengikat reseptor permukaan seperti manose reseptor dan CR3. Setelah fagositosis, bakteri ini mampu bertahan hidup di dalam fagosom dengan menghambat fusi fagosom-lisosom.

11.1.2.1.2 Granuloma

Bakteri yang tidak dapat dihancurkan oleh makrofag menginduksi pembentukan granuloma, yang merupakan kumpulan sel imun yang berusaha mengisolasi infeksi. Granuloma terdiri dari makrofag, sel epiteloid, sel datia Langhans, dan limfosit.

11.1.2.2 Respon Imun terhadap *Mycobacterium tuberculosis*

11.1.2.2.1 Aktivasi Sel T Helper (Th1)

Sel dendritik yang menginternalisasi *M. tuberculosis* mempresentasikan antigen kepada sel T helper tipe 1 (Th1) melalui MHC kelas II. Th1 menghasilkan IFN-γ, yang sangat penting untuk mengaktifkan makrofag agar dapat membunuh bakteri intraseluler.

11.1.2.2.2 Respon Inflamasi

IFN-γ juga meningkatkan produksi NO dan ROS oleh makrofag yang membantu dalam pembunuhan bakteri. TNF-α yang dihasilkan oleh makrofag dan Th1 penting dalam pemeliharaan struktur granuloma.

11.1.2.2.3 Sel T Sitotoksik (CD8$^+$)

Sel T sitotoksik mengenali antigen *M. tuberculosis* yang dipresentasikan oleh MHC kelas I pada sel yang terinfeksi dan melepaskan granula sitotoksik yang menginduksi apoptosis pada sel yang terinfeksi, membantu dalam kontrol infeksi.

11.1.3 *Haemophilus influenzae*

11.1.3.1 Mekanisme Patogenitas *Haemophilus influenzae*

11.1.3.1.1 Pili dan Adhesin

H. influenzae memiliki pili dan protein adhesin yang memungkinkan mereka menempel pada sel epitel pernapasan, memfasilitasi kolonisasi dan invasi.

11.1.3.1.2 Protease IgA

Enzim ini memecah IgA sekresi pada mukosa, melemahkan pertahanan pertama tubuh di permukaan mukosa pernapasan.

11.1.3.1.3 LPS dan Biofilm

Lipopolisakarida (LPS) pada membran luar *H. influenzae* memicu respon inflamasi yang kuat. Beberapa strain juga dapat membentuk biofilm, struktur komunitas bakteri yang tertanam dalam matriks ekstraseluler yang melindungi mereka dari sistem imun dan antibiotik.

11.1.3.2 Respon Imun

11.1.3.2.1 Respon Imun Bawaan

Makrofag dan sel dendritik di mukosa pernapasan mengenali komponen LPS melalui TLR4, yang memicu respon inflamasi dengan produksi sitokin pro-inflamasi seperti IL-1, IL-6, dan TNF-α. Neutrofil juga direkrut ke lokasi infeksi untuk melakukan fagositosis.

11.1.3.2.2 Respon Imun Adaptif

Sel B yang diaktifkan oleh antigen *H. influenzae* menghasilkan IgA sekresi yang penting dalam proteksi mukosa. IgA ini menetralisir bakteri dan toksin serta menghambat adhesi bakteri pada sel epitel. Sel T helper yang teraktivasi mendukung proliferasi dan diferensiasi sel B melalui interaksi CD40-CD40L dan produksi sitokin seperti IL-4 dan IL-5.

11.1.3.2.3 Produksi Antibodi Sistemik

Selain IgA, sel B juga menghasilkan IgG yang membantu dalam opsonisasi dan aktivasi komplement, memperkuat eliminasi bakteri oleh sistem imun.

Dengan memahami mekanisme patogenitas bakteri penyebab infeksi saluran pernapasan dan respon imun tubuh terhadap infeksi ini, kita dapat mengapresiasi kompleksitas interaksi antara patogen dan sistem imun. Pengetahuan ini penting untuk pengembangan strategi pencegahan, diagnosis, dan pengobatan yang efektif terhadap infeksi saluran pernapasan.

11.2 Infeksi Gastrointestinal

Infeksi gastrointestinal adalah kondisi medis yang sering disebabkan oleh berbagai bakteri patogen seperti *Escherichia coli*, *Salmonella*, dan *Helicobacter pylori*. Infeksi ini dapat menyebabkan berbagai gejala mulai dari diare hingga penyakit yang lebih serius. Berikut ini adalah penjelasan mendalam mengenai mekanisme infeksi dan respon imun terhadap bakteri-bakteri tersebut:

11.2.1 *Escherichia coli (E. coli)*

11.2.1.1 Mekanisme Patogenitas

11.2.1.1.1 Enterotoksigenik *E. coli* (ETEC)

Strain ini menghasilkan toksin yang merangsang sekresi cairan di usus, menyebabkan diare berair. Toksin panas labil (LT) dan toksin panas stabil (ST) adalah dua jenis toksin utama yang dihasilkan oleh ETEC. LT bekerja mirip dengan toksin kolera dengan meningkatkan produksi cAMP, sementara ST meningkatkan cGMP.

11.2.1.1.2 Enteropatogenik *E. coli* (EPEC)

Strain ini menyebabkan diare dengan menempel pada sel epitel usus dan merusak mikrovili. EPEC menggunakan pili untuk menempel pada sel epitel dan membentuk struktur yang disebut pedestal melalui pengubahan aktin sel inang.

11.2.1.1.3 Enterohemoragik *E. coli* (EHEC)

Strain ini menghasilkan toksin Shiga yang menyebabkan kerusakan sel endotel dan dapat mengarah pada sindrom hemolitik uremik (HUS). Toksin Shiga menghambat sintesis protein dalam sel inang, menyebabkan kematian sel.

11.2.1.2 Respon Imun terhadap *E. coli*
11.2.1.2.1 Imun Bawaan

Respon awal terhadap infeksi E. coli melibatkan pengenalan oleh reseptor pengenal pola (PRR) seperti TLR4 yang mengenali lipopolisakarida (LPS) pada dinding sel bakteri. Aktivasi PRR ini memicu produksi sitokin pro-inflamasi seperti IL-1, IL-6, dan TNF-α, yang meningkatkan inflamasi dan rekrutmen sel imun ke lokasi infeksi.

11.2.1.2.2 Sel Dendritik dan Makrofag

Sel dendritik dan makrofag di mukosa usus menangkap bakteri dan memproses antigen untuk disajikan kepada sel T di kelenjar getah bening. Proses ini penting untuk aktivasi respon imun adaptif.

11.2.1.2.3 Produksi IgA Sekretori

Sel B di mukosa usus diaktifkan oleh antigen E. coli dan bantuan sel T helper, menghasilkan IgA sekretori yang membantu dalam menetralisir bakteri dan toksinnya di lumen usus. IgA berperan dalam menghambat adhesi bakteri pada sel epitel dan menetralisir toksin.

11.2.2 *Salmonella*

11.2.1 Mekanisme Patogenitas

11.2.1.1 Invasi Sel Epitel Usus

Salmonella menginvasi sel epitel usus melalui mekanisme endositosis yang dimediasi oleh sistem sekresi tipe III. Protein efektor yang disuntikkan oleh bakteri memodifikasi sitoskeleton sel inang, memungkinkan bakteri untuk masuk dan berkembang biak di dalam sel.

11.2.1.2 Survival di Makrofag

Setelah menembus mukosa usus, *Salmonella* dapat ditelan oleh makrofag tetapi mampu bertahan dan berkembang biak di dalam fagosom dengan menghambat fusi fagosom-lisosom. Ini memungkinkan penyebaran bakteri ke organ-organ lainnya melalui sistem limfatik dan sirkulasi darah.

11.2.2 Respon Imun terhadap *Salmonella*

11.2.2.1 Imun Bawaan

Pengenalan *Salmonella* oleh PRRs seperti TLR5 yang mengenali flagelin dan NOD-like receptors (NLRs) yang mengenali PAMPs intraseluler memicu produksi sitokin inflamasi dan kemokin yang merekrut neutrofil dan makrofag ke lokasi infeksi.

11.2.2.2 Aktivasi Sel T Helper

Sel dendritik yang teraktivasi oleh *Salmonella* mempresentasikan antigen kepada sel T helper (CD4$^+$) di kelenjar getah bening, yang kemudian menghasilkan sitokin seperti IFN-γ untuk mengaktifkan makrofag dan meningkatkan kemampuan mereka untuk membunuh bakteri intraseluler.

11.2.2.3 Produksi Antibodi

Sel B menghasilkan antibodi spesifik, terutama IgG, yang membantu dalam opsonisasi bakteri dan memfasilitasi fagositosis. IgA sekretori juga berperan dalam proteksi mukosa terhadap infeksi ulang.

11.2.3 *Helicobacter pylori*

11.2.3.1 Mekanisme Patogenitas *Helicobacter pylori*

11.2.3.1.1 Produksi Urease

H. pylori menghasilkan urease yang memecah urea menjadi amonia dan karbon dioksida, menetralkan asam lambung di sekitarnya dan memungkinkan bakteri bertahan hidup di lingkungan asam lambung.

11.2.3.1.2 Adhesin dan Faktor Virulensi

H. pylori menggunakan protein adhesin untuk menempel pada sel epitel lambung. Bakteri ini juga menghasilkan faktor virulensi seperti CagA dan VacA yang merusak sel inang dan mengganggu fungsi normal mukosa lambung.

11.2.3.1.3 Pembentukan Biofilm

Beberapa strain *H. pylori* membentuk biofilm yang melindungi mereka dari sistem imun dan antibiotik, memungkinkan infeksi kronis dan resisten terhadap pengobatan.

11.2.3.2 Respon Imun terhadap *Helicobacter pylori*

11.2.3.2.1 Imun Bawaan

Sel imun di mukosa lambung, termasuk makrofag dan sel dendritik, mengenali *H. pylori* melalui PRR seperti TLR2 dan TLR5. Aktivasi ini memicu produksi sitokin pro-inflamasi yang berkontribusi pada inflamasi kronis dan kerusakan mukosa lambung.

11.2.3.2.2 Sel T dan B

Sel T helper (CD4$^+$) yang teraktivasi memproduksi sitokin seperti IFN-γ dan IL-17 yang mengaktifkan makrofag dan neutrofil untuk melawan infeksi. Namun, respon ini sering tidak cukup untuk menghilangkan infeksi kronis. Sel B menghasilkan antibodi spesifik, termasuk IgA dan IgG, tetapi efektivitasnya dalam menghilangkan H. *pylori* terbatas.

Respon inflamasi kronis terhadap *H. pylori* dapat menyebabkan kerusakan mukosa lambung, ulserasi, dan risiko peningkatan kanker lambung. Peradangan yang berkelanjutan memperburuk kondisi dan memperumit upaya eradikasi bakteri.

Dengan memahami mekanisme patogenitas bakteri penyebab infeksi gastrointestinal dan respon imun tubuh terhadap infeksi ini, kita dapat mengapresiasi kompleksitas interaksi antara patogen dan sistem imun.

Pengetahuan ini penting untuk pengembangan strategi pencegahan, diagnosis, dan pengobatan yang efektif terhadap infeksi gastrointestinal.

11.3 Infeksi Kulit dan Jaringan Lunak

Infeksi kulit dan jaringan lunak adalah kondisi yang sering disebabkan oleh bakteri patogen seperti *Staphylococcus aureus, Streptococcus pyogenes*, dan *Clostridium perfringens*. Infeksi ini dapat bervariasi dari infeksi superfisial ringan hingga kondisi yang mengancam jiwa seperti fasciitis nekrotikan. Berikut ini adalah penjelasan mendalam mengenai mekanisme infeksi dan respon imun terhadap infeksi kulit dan jaringan lunak oleh bakteri-bakteri tersebut:

11.3.1 *Staphylococcus aureus*

11.3.1.1 Mekanisme Patogenitas *Staphylococcus aureus*

11.3.1.1.1 Faktor Virulensi

S. aureus menghasilkan berbagai faktor virulensi seperti protein A, yang mengikat bagian Fc dari IgG dan menghambat fagositosis. Hemolisin dan leukocidin adalah toksin yang merusak membran sel dan menyebabkan lisis sel-sel darah merah dan sel-sel imun.

11.3.1.1.2 Biofilm

S. aureus mampu membentuk biofilm pada permukaan luka atau perangkat medis. Biofilm melindungi bakteri dari antibiotik dan respon imun, sehingga menyebabkan infeksi kronis yang sulit diobati.

11.3.1.1.3 Enzim Degradatif

Enzim seperti hialuronidase dan lipase membantu penyebaran bakteri dengan mendegradasi komponen jaringan ikat dan lipid pada kulit.

11.3.1.2 Respon Imun terhadap *Staphylococcus aureus*
11.3.1.2.1 Imun Bawaan

Respon awal terhadap infeksi *S. aureus* melibatkan pengenalan oleh PRRs seperti TLR2 yang mengenali lipoteichoic acid pada dinding sel bakteri. Aktivasi TLR2 memicu produksi sitokin pro-inflamasi seperti IL-1, IL-6, dan TNF-α, yang meningkatkan inflamasi dan rekrutmen sel imun ke lokasi infeksi.

Neutrofil dan makrofag diaktifkan untuk menelan dan menghancurkan bakteri melalui fagositosis. ROS dan enzim lisosom berperan penting dalam membunuh bakteri yang telah ditelan.

11.3.1.2.2 Produksi Antibodi

Sel B yang diaktifkan oleh antigen *S. aureus* menghasilkan antibodi spesifik, terutama IgG, yang membantu dalam opsonisasi bakteri untuk meningkatkan fagositosis oleh sel fagositik.

11.3.2 *Streptococcus pyogenes*

11.3.2.1 Mekanisme Patogenitas *Streptococcus pyogenes*
11.3.2.1.1 Toksin dan Enzim

S. pyogenes menghasilkan berbagai toksin dan enzim yang merusak jaringan, seperti streptolysin O dan S yang menyebabkan lisis sel, serta streptokinase yang melarutkan bekuan darah dan memfasilitasi penyebaran bakteri.

11.3.2.1.2 M-protein

Protein permukaan yang menghambat fagositosis dengan mengikat fibrinogen dan menghalangi pengikatan komponen komplement.

11.3.2.1.3 Eksotoksin Pirogenik

Toksin ini menyebabkan sindrom syok toksik streptokokus (STSS) dengan menginduksi pelepasan sitokin secara masif, yang dapat menyebabkan kerusakan jaringan sistemik dan kegagalan organ.

11.3.2.2 Respon Imun terhadap *Streptococcus pyogenes*
11.3.2.2.1 Imun Bawaan

Aktivasi PRRs oleh komponen dinding sel *S. pyogenes* memicu respon inflamasi yang kuat. Neutrofil adalah sel imun utama yang direkrut ke lokasi infeksi untuk melakukan fagositosis dan membunuh bakteri.

11.3.2.2.2 Sistem Komplement

Aktivasi sistem komplement melalui jalur klasik dan alternatif menghasilkan opsonisasi bakteri dengan C3b dan pembentukan MAC yang menyebabkan lisis sel bakteri.

11.3.2.2.3 Sel T dan B

Sel T helper yang diaktifkan menghasilkan sitokin yang mendukung aktivasi dan diferensiasi sel B menjadi sel plasma yang menghasilkan antibodi spesifik terhadap antigen *S. pyogenes*. Antibodi ini membantu dalam menetralisir toksin dan opsonisasi bakteri untuk fagositosis.

11.3.3 *Clostridium perfringens*

11.3.3.1 Mekanisme Patogenitas *Clostridium perfringens*

11.3.3.1.1 Toksin

C. perfringens menghasilkan berbagai toksin, termasuk alpha toxin (fosfolipase C) yang merusak membran sel dan menyebabkan nekrosis jaringan. Toksin ini juga dapat menyebabkan hemolisis dan kerusakan pembuluh darah.

11.3.3.1.2 Enzim Proteolitik

Enzim seperti kolagenase dan protease membantu penyebaran bakteri dengan mendegradasi protein struktural pada jaringan ikat dan otot.

11.3.3.1.3 Endospora

Bakteri ini mampu membentuk endospora yang tahan terhadap kondisi lingkungan yang ekstrem, memungkinkan mereka bertahan hidup dalam jangka waktu lama dan menginfeksi kembali saat kondisi memungkinkan.

11.3.3.2 Respon Imun terhadap *Clostridium perfringens*

11.3.3.2.1 Imun Bawaan

Makrofag dan neutrofil adalah garis pertahanan pertama yang melawan infeksi *C. perfringens*. Mereka mengenali bakteri melalui PRR seperti TLR2 dan TLR4, yang menginduksi produksi sitokin pro-inflamasi dan rekrutmen sel imun.

Respon inflamasi akut yang diinduksi oleh toksin dan enzim *C. perfringens* dapat menyebabkan kerusakan jaringan yang signifikan. Sitokin pro-inflamasi seperti TNF-α dan IL-1 berperan dalam meningkatkan permeabilitas pembuluh darah dan rekrutmen sel imun ke lokasi infeksi.

11.3.3.2.2 Produksi Antibodi

Sel B menghasilkan antibodi spesifik yang membantu dalam menetralisir toksin bakteri dan opsonisasi untuk meningkatkan fagositosis. Terapi antitoksin juga dapat diberikan untuk mengatasi efek merusak dari toksin.

Dengan memahami mekanisme patogenitas bakteri penyebab infeksi kulit dan jaringan lunak serta respon imun tubuh terhadap infeksi ini, kita dapat mengapresiasi kompleksitas interaksi antara patogen dan sistem imun. Pengetahuan ini penting untuk pengembangan strategi pencegahan, diagnosis, dan pengobatan yang efektif terhadap infeksi kulit dan jaringan lunak.

C. Rangkuman

Bab ini menjelaskan mekanisme penyakit bakteri spesifik dan respon imun tubuh terhadap infeksi ini, termasuk infeksi saluran pernapasan, infeksi gastrointestinal, dan infeksi kulit serta jaringan lunak. Pengetahuan tentang mekanisme patogenitas bakteri dan respon imun yang terlibat penting untuk memahami bagaimana tubuh melawan infeksi dan bagaimana intervensi medis dapat dikembangkan untuk mendukung sistem imun.

D. Latihan dan Pembahasan

Latihan 1

Soal: Jelaskan mekanisme patogenitas *Streptococcus pneumoniae* dan respon imun tubuh terhadap infeksi ini!

Pembahasan: *Streptococcus pneumoniae* memiliki kapsul polisakarida yang melindunginya dari fagositosis dan menghasilkan pneumolisin yang merusak sel epitel. Respon imun melibatkan aktivasi makrofag dan neutrofil, sistem komplemen, dan produksi antibodi spesifik oleh sel B.

Latihan 2

Soal: Bagaimana *Escherichia coli* menyebabkan diare dan bagaimana tubuh merespon infeksi ini?

Pembahasan: *E. coli* patogen menghasilkan enterotoksin yang merangsang sekresi cairan di usus, menyebabkan diare. Respon imun lokal melibatkan sel dendritik dan makrofag, serta produksi IgA sekresi oleh sel B untuk menetralisir bakteri dan toksinnya.

Latihan 3

Soal: Apa peran Staph*ylococcus aureus* dalam infeksi kulit dan bagaimana sistem imun tubuh merespon?

Pembahasan: *Staphylococcus aureus* menghasilkan protein A dan berbagai toksin yang merusak sel-sel inang. Respon imun melibatkan aktivasi inflamasi lokal, rekrutmen neutrofil dan makrofag, serta produksi antibodi oleh sel B untuk opsonisasi dan fagositosis bakteri.

E. Soal Ujian dan Evaluasi

Soal Ujian 1

Soal: Diskusikan mekanisme patogenitas *Mycobacterium tuberculosis* dan bagaimana sistem imun tubuh merespon infeksi ini!

Pembahasan: *Mycobacterium tuberculosis* menginfeksi makrofag dan bertahan hidup dengan menghambat fusi fagosom-lisosom. Respon imun melibatkan aktivasi sel T helper tipe 1 (Th1) yang menghasilkan IFN-γ untuk mengaktifkan makrofag dan sel T sitotoksik yang membunuh sel terinfeksi. Granuloma terbentuk sebagai usaha untuk mengisolasi infeksi.

Soal Ujian 2

Soal: Jelaskan bagaimana *Salmonella* menyebabkan infeksi gastrointestinal dan respon imun yang terjadi!

Pembahasan: *Salmonella* menginvasi sel epitel usus melalui mekanisme endositosis yang dimediasi oleh sistem sekresi tipe III dan dapat berkembang biak dalam makrofag. Respon imun melibatkan aktivasi sel fagositik, produksi sitokin inflamasi seperti TNF-α dan IL-6, serta respon adaptif yang melibatkan sel T dan B untuk eliminasi bakteri.

Soal Ujian 3

Soal: Bagaimana *Streptococcus pyogenes* menyebabkan infeksi kulit dan jaringan lunak, dan bagaimana tubuh meresponnya?

Pembahasan: *Streptococcus pyogenes* menghasilkan enzim dan toksin seperti streptolysin dan streptokinase yang merusak sel jaringan dan memungkinkan penyebaran bakteri. Respon imun melibatkan aktivasi sistem komplement, rekrutmen sel imun ke lokasi infeksi, serta produksi antibodi spesifik oleh sel B yang membantu eliminasi patogen melalui opsonisasi dan fagositosis.

Dengan memahami mekanisme patogenitas bakteri spesifik dan respon imun yang terjadi, mahasiswa dapat mengaplikasikan pengetahuan ini dalam diagnosis, pengobatan, dan pencegahan infeksi bakteri, serta mengembangkan strategi terapeutik yang efektif. Pengetahuan ini juga penting dalam pengembangan vaksin dan intervensi medis lainnya untuk melawan penyakit infeksi.

Bab 12

Imunopatologi dan Gangguan Imunitas

A. Capaian Pembelajaran Mata Kuliah

Mahasiswa memahami berbagai kondisi imunopatologi dan gangguan imunitas, termasuk hipersensitivitas, imunodefisiensi, dan autoimunitas.

12.1: Mahasiswa dapat menjelaskan mekanisme hipersensitivitas dan reaksi alergi.

12.2: Mahasiswa mampu mendeskripsikan kondisi imunodefisiensi dan kerentanannya terhadap infeksi.

12.3: Mahasiswa dapat menggambarkan mekanisme autoimunitas dan penyakit yang terkait.

B. Paparan Materi

12.1 Hipersensitivitas dan Reaksi Alergi

Hipersensitivitas adalah reaksi imun yang berlebihan terhadap antigen yang umumnya tidak berbahaya. Reaksi ini dibagi menjadi empat tipe berdasarkan mekanisme patofisiologisnya:

12.1.1 Tipe I (Anafilaksis)

Tipe I dipicu oleh antigen (alergen) yang menyebabkan produksi IgE oleh sel B. IgE berikatan dengan reseptor Fc pada sel mast dan basofil. Ketika alergen berikatan dengan IgE pada sel mast, degranulasi terjadi, melepaskan histamin dan mediator inflamasi lainnya.

Contoh: Alergi makanan, asma alergi, dan anafilaksis sistemik. Reaksi ini cepat terjadi, biasanya dalam beberapa menit setelah paparan alergen.

12.1.2 Tipe II (Sitotoksik)

Tipe II melibatkan antibodi IgG atau IgM yang berikatan dengan antigen pada permukaan sel atau matriks ekstraseluler. Ini mengaktifkan sistem komplemen atau sel efektor seperti makrofag dan NK, menyebabkan destruksi sel yang ditargetkan.

Contoh: Penyakit hemolitik pada bayi baru lahir, anemia hemolitik autoimun, dan reaksi transfusi darah.

12.1.3 Tipe III (Kompleks Imun)

Kompleks antigen-antibodi terbentuk di sirkulasi dan mengendap di jaringan, menyebabkan aktivasi komplemen dan inflamasi. Sel fagositik seperti neutrofil mengakumulasi di lokasi endapan kompleks imun dan melepaskan enzim yang merusak jaringan.

Contoh: Lupus eritematosus sistemik, penyakit serum, dan reaksi Arthus.

12.1.4 Tipe IV (Hipersensitivitas Tertunda)

Dimediasi oleh sel T yang teraktivasi oleh antigen. Sel T yang teraktivasi melepaskan sitokin yang menarik dan mengaktifkan makrofag, menyebabkan inflamasi dan kerusakan jaringan.

Contoh: Dermatitis kontak alergi, tuberkulosis, dan reaksi penolakan transplantasi.

12.2 Imunodefisiensi dan Kerentanan Terhadap Infeksi

Imunodefisiensi adalah kondisi di mana sistem imun mengalami gangguan fungsi, sehingga meningkatkan kerentanan terhadap infeksi. Imunodefisiensi dapat dikategorikan menjadi dua jenis utama: primer (genetik) dan sekunder (didapat). Berikut adalah penjelasan rinci mengenai kedua jenis imunodefisiensi ini, beserta mekanisme dan dampaknya terhadap kesehatan.

12.2.1 Imunodefisiensi Primer

Imunodefisiensi primer (IDP) adalah hasil dari kelainan genetik yang mempengaruhi komponen sistem imun. Ada lebih dari 300 jenis IDP yang berbeda, yang dapat mempengaruhi sel T, sel B, fagosit, dan komponen komplement.

12.2.1.1 Severe Combined Immunodeficiency (SCID)

SCID adalah kelainan genetik yang menyebabkan gangguan pada perkembangan dan fungsi sel T dan sel B. Penderita SCID memiliki sangat sedikit atau tidak ada sel T dan B yang fungsional, sehingga kekebalan adaptif mereka sangat lemah.

Anak-anak dengan SCID sangat rentan terhadap infeksi oportunistik yang berat, termasuk virus, bakteri, dan jamur. Infeksi yang umumnya tidak berbahaya bisa menjadi fatal pada penderita SCID. Tanpa perawatan yang tepat, seperti transplantasi sumsum tulang, anak-anak dengan SCID biasanya tidak dapat bertahan hidup lebih dari beberapa tahun.

12.2.1.2 X-*linked Agammaglobulinemia* (XLA)

XLA disebabkan oleh mutasi pada gen BTK (*Bruton tyrosine kinase*), yang penting untuk perkembangan sel B. Penderita XLA memiliki sedikit atau tidak ada sel B matang dan antibodi dalam sirkulasi.

Penderita XLA sangat rentan terhadap infeksi bakteri berulang, terutama di saluran pernapasan dan gastrointestinal. Infeksi oleh bakteri seperti *Haemophilus influenzae*, *Streptococcus pneumoniae*, dan *Staphylococcus aureus* sering terjadi. Pengobatan melibatkan terapi penggantian imunoglobulin seumur hidup untuk membantu melawan infeksi.

12.2.1.3 *Chronic Granulomatous Disease* (CGD)

CGD adalah kelainan genetik yang mempengaruhi fungsi fagosit, khususnya kemampuan mereka untuk menghasilkan spesies oksigen reaktif (ROS) yang penting untuk membunuh patogen. Mutasi pada salah satu dari beberapa gen yang mengkode komponen NADPH oksidase menyebabkan CGD.

Penderita CGD mengalami infeksi bakteri dan jamur berulang yang berat dan pembentukan granuloma kronis di berbagai organ. Infeksi oleh patogen seperti *Aspergillus, Staphylococcus aureus,* dan *Serratia marcescens* sering terjadi. Pengobatan termasuk antibiotik dan antijamur profilaksis serta terapi interferon-gamma untuk meningkatkan fungsi fagosit.

12.2.2 Imunodefisiensi Sekunder

Imunodefisiensi sekunder (IDS) adalah hasil dari faktor eksternal yang menyebabkan gangguan fungsi imun. IDS lebih umum daripada IDP dan dapat disebabkan oleh infeksi, malnutrisi, penyakit kronis, dan penggunaan obat imunosupresif.

12.2.2.1 *Human Immunodeficiency Virus* (HIV) dan *Acquired Immunodeficiency Syndrome* (AIDS)

HIV adalah virus yang menyerang dan menghancurkan sel T helper (CD4$^+$), komponen penting dari sistem imun adaptif. HIV menginfeksi sel melalui reseptor CD4 dan ko-reseptor CCR5 atau CXCR4, memasukkan materi genetiknya ke dalam sel inang, dan menggunakan mesin sel untuk replikasi.

Penurunan progresif jumlah sel CD4$^+$ menyebabkan kerusakan sistem imun dan perkembangan AIDS, di mana tubuh menjadi sangat rentan terhadap infeksi oportunistik dan kanker tertentu. Infeksi oportunistik seperti *Pneumocystis jirovecii* pneumonia, tuberkulosis, dan infeksi sitomegalovirus (CMV) sering terjadi. Pengobatan dengan terapi antiretroviral (ART) dapat menekan replikasi virus dan memperlambat perkembangan AIDS.

12.2.2.2 Penggunaan Obat Imunosupresif

Obat imunosupresif seperti kortikosteroid, siklosporin, dan obat kemoterapi digunakan untuk mengobati penyakit autoimun, mencegah penolakan transplantasi, dan mengobati kanker. Obat-obat ini menekan fungsi sel imun, termasuk sel T dan B, serta sel fagosit.

Penurunan fungsi imun menyebabkan peningkatan risiko infeksi, termasuk infeksi bakteri, virus, jamur, dan parasit. Infeksi seperti *Candida*, *Aspergillus*, dan *Cytomegalovirus* lebih umum pada pasien yang menerima terapi imunosupresif. Pencegahan infeksi melibatkan pemantauan ketat dan penggunaan profilaksis antibiotik, antijamur, atau antivirus.

12.2.2.3 Malnutrisi

Malnutrisi, terutama defisiensi protein dan mikronutrien penting seperti vitamin A, C, E, zinc, dan selenium, dapat melemahkan sistem imun. Protein diperlukan untuk sintesis antibodi dan komponen sel imun, sementara mikronutrien berperan dalam fungsi imun dan produksi ROS.

Malnutrisi menyebabkan penurunan produksi antibodi, jumlah dan fungsi sel T dan B, serta kemampuan fagosit untuk membunuh patogen. Anak-anak dengan malnutrisi berat sering mengalami infeksi berulang dan berat seperti diare, pneumonia, dan campak. Pengobatan melibatkan suplementasi nutrisi dan perbaikan status gizi untuk mendukung pemulihan fungsi imun.

Dengan memahami mekanisme dan dampak dari imunodefisiensi primer dan sekunder, kita dapat mengembangkan strategi pencegahan, diagnosis, dan pengobatan yang lebih efektif untuk mengelola kondisi ini dan mengurangi kerentanan terhadap infeksi. Pengetahuan ini penting dalam praktik klinis untuk meningkatkan kesehatan dan kualitas hidup pasien dengan gangguan imunitas.

12.3 Autoimunitas

Autoimunitas terjadi ketika sistem imun menyerang jaringan tubuh sendiri, mengakibatkan penyakit autoimun. Mekanisme autoimunitas melibatkan hilangnya toleransi imunologis terhadap antigen diri.

12.3.1 Mekanisme Autoimunitas

Gen HLA (Human Leukocyte Antigen) tertentu dapat meningkatkan risiko penyakit autoimun. Misalnya, HLA-DR3 dan HLA-DR4 terkait dengan diabetes tipe 1.

Patogen tertentu dapat memiliki antigen yang mirip dengan antigen diri (mimikri molekuler), menyebabkan sistem imun menyerang jaringan tubuh. Contoh: Demam rematik setelah infeksi Streptococcus pyogenes.

12.3.2 Contoh Penyakit Autoimun

12.3.2.1 *Systemic Lupus Erythematosus* (SLE)

Penyakit multisistem yang ditandai dengan produksi autoantibodi terhadap DNA dan protein nuklear. Gejala termasuk ruam kulit, artritis, dan kerusakan organ internal.

12.3.2.2 Rheumatoid Arthritis (RA)

Penyakit inflamasi kronis yang menyerang sendi, menyebabkan kerusakan tulang dan kartilago. Autoantibodi yang dikenal sebagai rheumatoid factor (RF) dan anti-CCP berperan dalam patogenesis RA.

12.3.2.3 Diabetes Melitus Tipe 1

Penyakit autoimun yang menyerang sel beta pankreas yang memproduksi insulin, menyebabkan defisiensi insulin dan hiperglikemia.

C. Rangkuman

Bab ini menjelaskan berbagai kondisi imunopatologi dan gangguan imunitas, termasuk hipersensitivitas dan reaksi alergi, imunodefisiensi, dan autoimunitas. Pemahaman tentang mekanisme dasar kondisi-kondisi ini penting untuk diagnosis, pengobatan, dan manajemen pasien dengan gangguan imunitas.

D. Latihan dan Pembahasan

Latihan 1

Soal: Jelaskan perbedaan antara hipersensitivitas tipe I dan tipe IV!

Pembahasan: Hipersensitivitas tipe I dimediasi oleh IgE dan sel mast, menyebabkan reaksi cepat seperti alergi dan anafilaksis. Hipersensitivitas tipe IV dimediasi oleh sel T dan makrofag, menyebabkan reaksi tertunda seperti dermatitis kontak dan tuberkulosis.

Latihan 2

Soal: Apa perbedaan antara imunodefisiensi primer dan sekunder? Berikan contoh masing-masing.

Pembahasan: Imunodefisiensi primer adalah kelainan genetik yang menyebabkan gangguan fungsi imun, seperti SCID. Imunodefisiensi sekunder disebabkan oleh faktor eksternal seperti infeksi HIV atau penggunaan obat imunosupresif.

Latihan 3

Soal: Bagaimana mimikri molekuler berperan dalam patogenesis penyakit autoimun?

Pembahasan: Mimikri molekuler terjadi ketika antigen patogen mirip dengan antigen diri, menyebabkan sistem imun menyerang jaringan tubuh. Contohnya adalah demam rematik yang disebabkan oleh respon imun terhadap *Streptococcus pyogenes*.

E. Soal Ujian dan Evaluasi

Soal Ujian 1

Soal: Diskusikan mekanisme patofisiologis yang mendasari hipersensitivitas tipe III dan beri contoh kondisi klinis yang terkait!

Pembahasan: Hipersensitivitas tipe III melibatkan pembentukan kompleks imun yang mengendap di jaringan, menyebabkan aktivasi komplement dan inflamasi. Contoh klinis adalah lupus eritematosus sistemik.

Soal Ujian 2

Soal: Jelaskan bagaimana HIV menyebabkan imunodefisiensi dan sebutkan infeksi oportunistik yang umum terjadi pada penderita AIDS!

Pembahasan: HIV menginfeksi dan menghancurkan sel T helper (CD4$^+$), melemahkan respon imun adaptif. Infeksi oportunistik umum pada AIDS termasuk Pneumocystis jirovecii pneumonia dan infeksi Mycobacterium tuberculosis.

Soal Ujian 3

Soal: Deskripsikan mekanisme autoimunitas pada diabetes melitus tipe 1 dan dampaknya terhadap fungsi pankreas!

Pembahasan: Diabetes melitus tipe 1 disebabkan oleh respon imun yang menyerang sel beta pankreas, mengakibatkan defisiensi insulin dan hiperglikemia. Autoantibodi terhadap sel beta dan T-sel sitotoksik berperan dalam destruksi sel beta.

Bab 13

Vaksin dan Imunoprofilaksis

A. Capaian Pembelajaran Mata Kuliah

Mahasiswa memahami prinsip dasar vaksinasi, vaksin untuk penyakit bakteri, dan strategi baru dalam imunoterapi.

13.1: Mahasiswa dapat menjelaskan prinsip dasar vaksinasi.

13.2: Mahasiswa mampu mengidentifikasi vaksin untuk berbagai penyakit bakteri.

13.3: Mahasiswa dapat menggambarkan imunoterapi dan strategi baru dalam pencegahan penyakit.

B. Paparan Materi

13.1 Prinsip Dasar Vaksinasi

Vaksinasi adalah salah satu intervensi kesehatan masyarakat yang paling efektif dalam pencegahan penyakit infeksi. Prinsip dasar vaksinasi mencakup pemahaman tentang berbagai jenis vaksin, mekanisme kerjanya, dan efek imunologis yang dihasilkan. Dalam subbab ini, kita akan membahas secara rinci prinsip-prinsip tersebut.

13.1.1 Jenis-jenis Vaksin

13.1.1.1. Vaksin Hidup yang Dilemahkan:

Vaksin ini mengandung patogen yang telah dilemahkan sehingga tidak menyebabkan penyakit pada individu sehat. Patogen tetap hidup tetapi tidak virulen.

Contoh: Vaksin MMR (measles, mumps, rubella), vaksin varicella, vaksin BCG (tuberkulosis).

Keuntungan: Biasanya memberikan imunitas yang kuat dan bertahan lama dengan satu atau dua dosis.

Keterbatasan: Tidak cocok untuk individu dengan imunodefisiensi karena risiko replikasi patogen yang dapat menyebabkan penyakit.

13.1.1.2. Vaksin Inaktif

Mengandung patogen yang telah dimatikan melalui proses kimia atau fisik sehingga tidak dapat menyebabkan penyakit.

Contoh: Vaksin polio inaktif (IPV), vaksin hepatitis A.

Keuntungan: Aman untuk individu dengan sistem imun yang lemah karena patogen tidak dapat bereplikasi.

Keterbatasan: Memerlukan dosis booster untuk mempertahankan imunitas karena respon imun yang dihasilkan tidak sekuat vaksin hidup yang dilemahkan.

13.1.1.3. Vaksin Subunit, Toksoid, dan Konjugat

Mengandung komponen spesifik dari patogen, seperti protein, polisakarida, atau toksin yang telah diinaktivasi.

Contoh: Vaksin toksoid tetanus dan difteri, vaksin konjugat pneumokokus, vaksin HPV.

Keuntungan: Spesifik dan menghasilkan respon imun yang efektif terhadap komponen patogen tertentu tanpa risiko penyakit.

Keterbatasan: Mungkin memerlukan adjuvan untuk meningkatkan imunogenisitas dan beberapa dosis booster untuk proteksi jangka panjang.

13.1.1.4. Vaksin mRNA dan Vektor Viral

Vaksin mRNA mengandung instruksi genetik untuk produksi antigen patogen oleh sel inang, sementara vaksin vektor viral menggunakan virus yang tidak berbahaya untuk membawa gen yang mengkode antigen patogen.

Contoh: Vaksin mRNA untuk COVID-19 (Pfizer-BioNTech, Moderna), vaksin vektor adenovirus untuk COVID-19 (AstraZeneca, Johnson & Johnson).

Keuntungan: Dapat dikembangkan dengan cepat dan menghasilkan respon imun yang kuat.

Keterbatasan: Memerlukan kondisi penyimpanan khusus (misalnya, suhu sangat rendah untuk vaksin mRNA) dan masih memerlukan penelitian jangka panjang untuk memahami durasi proteksi.

13.1.2 Mekanisme Kerja Vaksin

13.1.2.1. Stimulasi Respon Imun Adaptif

Vaksin bekerja dengan memperkenalkan antigen patogen ke dalam tubuh, merangsang sistem imun untuk menghasilkan respon protektif. Antigen ini dikenali oleh sel penyaji antigen (APC) seperti sel dendritik, yang kemudian memproses dan mempresentasikan antigen kepada sel T dan B.

13.1.2.1.1 Aktivasi Sel B

Sel B yang teraktivasi berdiferensiasi menjadi sel plasma yang memproduksi antibodi spesifik terhadap antigen patogen. Antibodi ini dapat menetralisir patogen, opsonisasi untuk fagositosis, dan mengaktifkan sistem komplement.

13.1.2.1.2 Aktivasi Sel T

Sel T helper (CD4$^+$) yang teraktivasi membantu sel B dan makrofag melalui pelepasan sitokin, sementara sel T sitotoksik (CD8$^+$) menghancurkan sel yang terinfeksi patogen.

13.1.2.1.3 Memori Imun

Salah satu keuntungan utama vaksinasi adalah pembentukan sel memori B dan T. Sel memori ini tetap berada dalam tubuh untuk jangka waktu yang lama dan memberikan respon cepat dan efektif saat terpapar kembali dengan patogen yang sama.

Respon Primer vs. Sekunder\: Respon primer terjadi saat pertama kali terpapar antigen dan biasanya memerlukan waktu lebih lama untuk berkembang. Respon sekunder, yang dimediasi oleh sel memori, terjadi lebih cepat dan lebih kuat saat terpapar ulang.

13.1.3 Efek Imunologis

13.1.3.1. Imunisasi Aktif

Proses di mana sistem imun distimulasi untuk memproduksi respon protektif sendiri melalui pemberian vaksin.

Keuntungan: Memberikan proteksi jangka panjang karena melibatkan pembentukan memori imunologis. Contoh: Vaksin hepatitis B yang memberikan proteksi jangka panjang setelah seri lengkap vaksinasi.

13.1.3.2. Imunisasi Pasif

Pemberian antibodi siap pakai untuk memberikan proteksi sementara terhadap penyakit.

Keuntungan: Memberikan proteksi segera tetapi sementara karena antibodi yang diberikan akan dihapuskan oleh tubuh seiring waktu. Contoh: Pemberian imunoglobulin untuk paparan rabies atau hepatitis B setelah kontak dengan virus.

Dengan pemahaman mendalam tentang prinsip dasar vaksinasi, mahasiswa dan praktisi kesehatan dapat lebih baik dalam mengaplikasikan pengetahuan ini untuk pencegahan penyakit, pengembangan vaksin baru, dan edukasi masyarakat tentang pentingnya vaksinasi dalam kesehatan publik.

13.2 Vaksin untuk Penyakit Bakteri

Vaksinasi terhadap penyakit bakteri merupakan langkah penting dalam pencegahan infeksi yang dapat menyebabkan morbiditas dan mortalitas yang signifikan. Beberapa vaksin bakteri yang telah dikembangkan dan digunakan secara luas meliputi vaksin BCG, vaksin DTP, vaksin Hib, vaksin pneumokokus, dan vaksin meningokokus. Berikut ini adalah penjelasan rinci mengenai masing-masing vaksin tersebut, termasuk mekanisme kerjanya, efektivitas, serta manfaat kesehatan masyarakat.

13.2.1 Vaksin BCG (Bacillus Calmette-Guerin)

- Target: Tuberkulosis, terutama bentuk yang berat seperti meningitis TB dan TB milier pada anak-anak.

- Jenis Vaksin: Hidup yang dilemahkan, dibuat dari strain *Mycobacterium bovis* yang dilemahkan.

- Mekanisme Kerja: Vaksin BCG menginduksi respon imun terhadap *Mycobacterium bovis*, yang memberikan proteksi silang terhadap *Mycobacterium tuberculosis*. Setelah vaksinasi, vaksin BCG merangsang produksi sel T yang spesifik terhadap antigen TB dan meningkatkan aktivitas makrofag dalam menghancurkan bakteri TB.

- Efektivitas: Vaksin BCG efektif dalam mencegah bentuk TB yang berat pada anak-anak, namun memiliki efektivitas yang bervariasi terhadap TB paru pada orang dewasa. Vaksin ini juga dapat memberikan proteksi terhadap infeksi mikobakteri non-tuberkulosis dan lepra.

- Manfaat Kesehatan Masyarakat: Penggunaan vaksin BCG secara luas di negara-negara dengan prevalensi TB tinggi telah berhasil mengurangi insiden TB berat pada anak-anak dan mencegah wabah TB.

13.2.3 Vaksin DTP (Difteria, Tetanus, Pertusis)

- Target: Difteria, tetanus, dan pertusis (batuk rejan).

- Jenis Vaksin: Kombinasi toksoid (difteria dan tetanus) dan subunit (pertusis). Vaksin DTP dapat berupa vaksin whole-cell (sel utuh) atau vaksin aseluler (komponen spesifik bakteri).

- Mekanisme Kerja:

  - Toksoid Difteria dan Tetanus: Mengandung toksin yang telah diinaktivasi (toksoid) dari *Corynebacterium diphtheriae* dan *Clostridium tetani*. Toksoid ini merangsang produksi antibodi yang dapat menetralisir toksin pada infeksi aktual.

  - Komponen Pertusis: Mengandung komponen spesifik dari *Bordetella pertussis* seperti toksin pertusis, hemaglutinin filamentosa, dan pertaktin yang merangsang respon imun adaptif terhadap bakteri.

- Efektivitas: Vaksin DTP sangat efektif dalam mencegah ketiga penyakit tersebut. Vaksin whole-cell pertusis telah menunjukkan proteksi yang kuat namun memiliki lebih banyak efek samping dibandingkan vaksin aseluler.

- Manfaat Kesehatan Masyarakat: Vaksin DTP telah secara dramatis mengurangi kejadian difteria, tetanus, dan pertusis di seluruh dunia, terutama di negara-negara dengan program imunisasi rutin yang baik.

13.2.4 Vaksin Hib (*Haemophilus influenzae* tipe b)

- Target: Infeksi serius *oleh Haemophilus influenzae* tipe b seperti meningitis, pneumonia, epiglottitis, dan sepsis.

- Jenis Vaksin: Vaksin konjugat, mengandung polisakarida kapsular PRP (polyribosylribitol phosphate) yang dikonjugasikan dengan protein pembawa seperti tetanus atau toksoid difteri.

- Mekanisme Kerja: Vaksin konjugat Hib meningkatkan imunogenisitas antigen polisakarida dengan menghubungkannya ke protein pembawa, yang meningkatkan presentasi antigen oleh sel dendritik dan aktivasi sel T helper. Hal ini menghasilkan respon imun yang kuat dan pembentukan memori imun yang tahan lama.

- Efektivitas: Vaksin Hib sangat efektif dalam mencegah infeksi Hib invasif pada anak-anak. Imunisasi rutin dengan vaksin Hib telah menurunkan insiden penyakit Hib secara drastis di negara-negara dengan program imunisasi yang luas.

- Manfaat Kesehatan Masyarakat: Penerapan vaksin Hib secara luas telah mengurangi beban penyakit meningitis dan pneumonia yang disebabkan oleh Hib, mengurangi angka kematian dan morbiditas pada anak-anak.

13.2.5 Vaksin Pneumokokus

- Target: Infeksi oleh *Streptococcus pneumoniae* seperti pneumonia, meningitis, dan sepsis.

- Jenis Vaksin: Vaksin konjugat (PCV) dan vaksin polisakarida (PPSV).

- PCV: Mengandung polisakarida kapsular yang dikonjugasikan dengan protein pembawa. Contoh: PCV13 mencakup 13 serotipe pneumokokus.

- PPSV: Mengandung polisakarida kapsular dari 23 serotipe pneumokokus (PPSV23).

- Mekanisme Kerja:

  - PCV: Vaksin konjugat meningkatkan presentasi antigen dan aktivasi sel T helper, yang menginduksi produksi antibodi dan pembentukan memori imun. Vaksin ini sangat efektif pada anak-anak dan individu dengan risiko tinggi.

  - PPSV: Vaksin polisakarida menstimulasi produksi antibodi langsung tanpa memerlukan bantuan sel T, efektif pada orang dewasa tetapi tidak pada anak-anak di bawah dua tahun.

- Efektivitas: Vaksin PCV sangat efektif dalam mencegah infeksi pneumokokus invasif dan pneumonia pada anak-anak, sementara PPSV digunakan untuk melindungi orang dewasa dan individu dengan risiko tinggi terhadap berbagai serotipe pneumokokus.

- Manfaat Kesehatan Masyarakat: Imunisasi rutin dengan vaksin PCV telah mengurangi insiden pneumonia dan penyakit pneumokokus invasif pada anak-anak, serta mengurangi penularan bakteri di komunitas melalui efek herd immunity.

13.2.6 Vaksin Meningokokus

- Target: Meningitis meningokokus yang disebabkan oleh *Neisseria meningitidis*.

- Jenis Vaksin: Vaksin konjugat dan vaksin polisakarida.

- Vaksin Konjugat: Mengandung polisakarida kapsular yang dikonjugasikan dengan protein pembawa, mencakup serogroup A, C, W, dan Y.

- Vaksin Polisakarida: Mengandung polisakarida kapsular dari beberapa serogroup meningokokus.

- Mekanisme Kerja: Vaksin konjugat meningkatkan imunogenisitas antigen polisakarida dan menghasilkan respon imun yang lebih kuat dan tahan lama dibandingkan dengan vaksin polisakarida. Vaksin ini juga efektif pada anak-anak dan memberikan perlindungan jangka panjang.

- Efektivitas: Vaksin meningokokus konjugat sangat efektif dalam mencegah infeksi meningokokus invasif, termasuk meningitis dan sepsis. Vaksin ini juga mengurangi pembawa asimtomatik dan penularan di komunitas.

- Manfaat Kesehatan Masyarakat: Penggunaan vaksin meningokokus telah secara signifikan mengurangi kejadian penyakit meningokokus di negara-negara dengan program imunisasi yang luas, mencegah wabah dan mengurangi angka kematian akibat meningitis meningokokus.

Dengan memahami berbagai vaksin untuk penyakit bakteri, termasuk mekanisme kerja dan manfaatnya, kita dapat lebih baik dalam menerapkan program imunisasi yang efektif dan mencegah penyebaran penyakit bakteri yang serius. Pengetahuan ini penting untuk pengembangan vaksin baru dan strategi pencegahan yang lebih baik di masa depan.

13.3 Imunoterapi dan Strategi Baru Pencegahan Infeksi Bakteri

Imunoterapi dan strategi baru dalam pencegahan penyakit infeksi merupakan area penelitian yang berkembang pesat. Pendekatan inovatif ini bertujuan untuk meningkatkan efektivitas vaksin, mengatasi resistensi antimikroba, dan memberikan proteksi yang lebih luas terhadap berbagai patogen. Berikut ini adalah penjelasan mendalam mengenai imunoterapi, teknologi vaksin baru, dan strategi pencegahan infeksi yang mutakhir.

13.3.1 Imunoterapi

Imunoterapi adalah penggunaan sistem imun untuk melawan penyakit, termasuk infeksi bakteri. Pendekatan ini mencakup penggunaan antibodi monoklonal, vaksin terapeutik, dan modulasi imun.

13.3.1.1 Antibodi Monoklonal

Antibodi monoklonal adalah antibodi yang diproduksi di laboratorium dan dirancang untuk menargetkan antigen spesifik pada patogen. Mereka dapat digunakan untuk mencegah atau mengobati infeksi.

Antibodi monoklonal bekerja dengan menetralkan toksin, mengopsinisasi patogen untuk fagositosis, atau mengaktifkan sistem komplement untuk lisis sel patogen.

Contoh penggunaan:

- *Clostridium difficile*: Antibodi monoklonal seperti bezlotoxumab menargetkan toksin B *C. difficile*, mencegah kerusakan usus dan mengurangi kejadian relaps infeksi.

- *Staphylococcus aureus*: Antibodi monoklonal yang menargetkan protein permukaan atau toksin *S. aureus* dapat membantu dalam pengobatan infeksi yang resistan terhadap antibiotik.

13.3.1.2 Vaksin Terapeutik

Vaksin terapeutik dirancang untuk tidak hanya mencegah tetapi juga mengobati infeksi yang sudah ada dengan merangsang respon imun yang lebih kuat dan spesifik. Vaksin terapeutik meningkatkan aktivitas sel T dan makrofag terhadap patogen yang sudah ada, meningkatkan kemampuan tubuh untuk mengeliminasi infeksi secara efektif.

Contoh penggunaan pada Tuberkulosis. Vaksin terapeutik yang mengandung antigen spesifik TB dapat digunakan bersama dengan terapi antibiotik untuk meningkatkan eliminasi bakteri dan mencegah kekambuhan.

13.3.1.3 Modulasi Imun

Modulasi imun melibatkan penggunaan agen atau metode untuk mengubah respon imun tubuh, meningkatkan efektivitasnya dalam melawan patogen. Modulasi imun dapat meningkatkan aktivasi dan efektor fungsi sel imun seperti makrofag dan sel T, memperbaiki respon terhadap infeksi.

Contoh penggunaan: Interferon-gamma digunakan untuk mengaktifkan makrofag pada pasien dengan penyakit granulomatosa kronis, meningkatkan kemampuan mereka untuk membunuh patogen intraseluler.

13.3.1.4 Teknologi Vaksin Baru

Teknologi vaksin baru mencakup pendekatan inovatif seperti vaksin DNA, vaksin mRNA, dan vaksin vektor viral, yang menawarkan keunggulan dalam pengembangan, produksi, dan efektivitas.

13.3.1.4.1 Vaksin DNA

Vaksin DNA mengandung plasmid DNA yang mengkode antigen patogen. Plasmid ini diambil oleh sel inang dan digunakan untuk mensintesis antigen, yang kemudian memicu respon imun.

Contohnya adalah vaksin DNA untuk Zika yang menginduksi produksi antibodi dan sel T yang spesifik terhadap virus Zika.

Keuntungan: Mudah diproduksi, stabil pada penyimpanan suhu rendah, dan dapat merangsang respon imun humoral dan seluler.

13.3.1.4.2 Vaksin mRNA

Vaksin mRNA mengandung mRNA yang mengkode antigen patogen. Setelah disuntikkan, mRNA diambil oleh sel dan digunakan untuk mensintesis antigen, yang kemudian memicu respon imun.

Contohnya adalah vaksin mRNA untuk COVID-19 (Pfizer-BioNTech, Moderna) yang menginduksi produksi protein spike SARS-CoV-2 yang merangsang respon imun.

Keuntungan: Dapat dikembangkan dengan cepat, menghasilkan respon imun yang kuat, dan tidak memerlukan penggunaan virus hidup atau inaktif.

13.3.1.4.3 Vaksin Vektor Viral

Vaksin vektor viral menggunakan virus yang tidak berbahaya sebagai vektor untuk membawa gen yang mengkode antigen patogen. Virus vektor ini menginfeksi sel inang dan memproduksi antigen yang memicu respon imun.

Contohnya adalah vaksin adenovirus untuk COVID-19 (AstraZeneca, Johnson & Johnson) yang enggunakan adenovirus yang tidak berbahaya untuk mengkode protein spike SARS-CoV-2.

Keuntungan: Menyediakan pengiriman gen yang efektif, dapat merangsang respon imun yang kuat, dan tidak memerlukan adjuvan tambahan.

13.3.2 Strategi Baru dalam Pencegahan Infeksi

Strategi baru dalam pencegahan infeksi melibatkan penggunaan teknologi mutakhir dan pendekatan inovatif untuk meningkatkan efektivitas vaksin dan mengatasi tantangan resistensi antimikroba.

13.3.2.1 Adjuvan Baru

Adjuvan adalah zat yang ditambahkan ke dalam vaksin untuk meningkatkan respon imun terhadap antigen. Adjuvan baru dikembangkan untuk meningkatkan efektivitas vaksin.

Contohnya adalah AS01, Adjuvan yang digunakan dalam vaksin malaria dan vaksin herpes zoster, meningkatkan aktivasi sel T dan produksi antibodi.

Keuntungan: Meningkatkan imunogenisitas antigen, memungkinkan penggunaan dosis antigen yang lebih rendah, dan memberikan proteksi yang lebih luas dan tahan lama.

13.3.2.2 Vaksin Multi-epitope dan Multi-valen

Vaksin multi-epitope mengandung beberapa epitop antigen dari patogen yang berbeda, sementara vaksin multi-valen mencakup beberapa serotipe atau strain patogen.

Contohnya adalah vaksin influenza multi-valen yang mengandung beberapa strain virus influenza untuk memberikan proteksi terhadap berbagai varian yang beredar.

Keuntungan: Memberikan proteksi yang lebih luas terhadap berbagai strain atau serotipe patogen, mengurangi kebutuhan untuk pengembangan vaksin baru setiap tahun.

13.3.2.3 Nanopartikel dan Platform Vaksin Baru

Penggunaan nanopartikel sebagai pembawa antigen atau adjuvan untuk meningkatkan pengiriman dan presentasi antigen ke sistem imun.

Contohnya adalah vaksin COVID-19 berbasis nanopartikel yang menggunakan nanopartikel lipid untuk mengantarkan mRNA ke sel inang.

Keuntungan: Meningkatkan stabilitas dan efisiensi pengiriman antigen, memungkinkan pengembangan vaksin dengan respon imun yang lebih kuat dan terfokus.

Dengan memanfaatkan teknologi dan strategi baru dalam imunoterapi dan vaksinasi, kita dapat lebih efektif dalam melindungi populasi dari penyakit infeksi dan mengatasi tantangan kesehatan global seperti resistensi antimikroba. Penelitian dan pengembangan yang terus berlanjut di bidang ini sangat penting untuk meningkatkan kesehatan masyarakat di seluruh dunia.

C. Rangkuman

Bab ini membahas prinsip dasar vaksinasi, berbagai vaksin untuk penyakit bakteri, dan inovasi dalam imunoterapi serta strategi baru untuk meningkatkan pencegahan penyakit. Pemahaman mendalam tentang topik ini penting untuk mengembangkan strategi pencegahan yang efektif dan mengatasi tantangan kesehatan global yang terus berkembang.

D. Latihan dan Pembahasan

Latihan 1

Soal: Jelaskan perbedaan antara vaksin hidup yang dilemahkan dan vaksin inaktif!

Pembahasan: Vaksin hidup yang dilemahkan mengandung patogen yang dilemahkan sehingga tidak menyebabkan penyakit pada individu sehat, tetapi tetap memicu respon imun yang kuat. Vaksin inaktif mengandung patogen yang telah dimatikan melalui proses kimia atau fisik, sehingga tidak dapat menyebabkan penyakit dan biasanya membutuhkan dosis booster untuk menjaga kekebalan.

Latihan 2

Soal: Apa peran adjuvan dalam vaksinasi?

Pembahasan: Adjuvan adalah zat yang ditambahkan ke dalam vaksin untuk meningkatkan respon imun terhadap antigen. Adjuvan bekerja dengan memperlambat pelepasan antigen, meningkatkan presentasi antigen oleh sel dendritik, dan merangsang produksi sitokin pro-inflamasi yang membantu mengaktifkan sel imun lainnya.

Latihan 3

Soal: Jelaskan bagaimana vaksin konjugat meningkatkan imunogenisitas antigen polisakarida!

Pembahasan: Vaksin konjugat menghubungkan antigen polisakarida dengan protein pembawa yang imunogenik, meningkatkan pengenalan antigen oleh sistem imun. Ini membantu menginduksi respon imun yang lebih kuat dan tahan lama, terutama pada anak-anak yang sistem imunnya belum sepenuhnya berkembang.

E. Soal Ujian dan Evaluasi

Soal Ujian 1

Soal: Diskusikan mekanisme kerja vaksin mRNA dan berikan contoh penggunaannya!

Pembahasan: Vaksin mRNA mengandung instruksi genetik untuk produksi antigen patogen spesifik oleh sel inang. Setelah disuntikkan, mRNA diambil oleh sel dan digunakan untuk mensintesis antigen, yang kemudian memicu respon imun. Contoh: Vaksin mRNA untuk COVID-19.

Soal Ujian 2

Soal: Jelaskan bagaimana imunoterapi dengan antibodi monoklonal dapat digunakan dalam pencegahan dan pengobatan infeksi bakteri!

Pembahasan: Antibodi monoklonal adalah antibodi yang diproduksi secara khusus untuk menargetkan antigen tertentu pada patogen. Mereka dapat digunakan dalam pencegahan dan pengobatan infeksi bakteri dengan beberapa mekanisme:

- Netralisasi Toksin: Antibodi monoklonal dapat mengikat dan menetralisir toksin yang diproduksi oleh bakteri, mencegah kerusakan jaringan. Contoh: Antibodi untuk toksin difteri.

- Opsonisasi: Dengan mengikat patogen, antibodi monoklonal meningkatkan pengenalan dan fagositosis oleh sel-sel imun. Contoh: Antibodi terhadap *Staphylococcus aureus*.

- Aktivasi Komplemen: Antibodi monoklonal dapat mengaktifkan sistem komplemen, yang membantu dalam lisis patogen dan opsonisasi. Contoh: Antibodi untuk *Clostridium difficile*.

- Blokade Adhesi: Antibodi ini dapat menghambat adhesi bakteri pada sel inang, mencegah kolonisasi dan infeksi. Contoh: Antibodi yang menargetkan adhesin pada *E. coli*.

Soal Ujian 3

Soal: Diskusikan peran vaksin konjugat dalam pencegahan penyakit yang disebabkan oleh bakteri dengan kapsul polisakarida, dan berikan contoh!

Pembahasan: Vaksin konjugat menghubungkan antigen polisakarida dengan protein pembawa untuk meningkatkan imunogenisitas, terutama pada anak-anak. Ini memicu respon imun yang kuat dan pembentukan memori imun. Contoh: Vaksin Hib (*Haemophilus influenzae* tipe b) mengandung polisakarida kapsular yang dikonjugasikan dengan protein tetanus toxoid, memberikan proteksi efektif terhadap meningitis dan pneumonia yang disebabkan oleh Hib.

Bab 14

Diagnostik dan Monitoring Imun Respon

A. Capaian Pembelajaran Mata Kuliah

Mahasiswa memahami teknik diagnostik imunologi, penggunaan biomarker untuk infeksi bakteri, dan evaluasi respon imun terhadap pengobatan.

14.1: Mahasiswa dapat menjelaskan teknik diagnostik imunologi yang digunakan dalam deteksi dan monitoring infeksi.

14.2: Mahasiswa mampu mengidentifikasi biomarker yang relevan untuk infeksi bakteri.

14.3: Mahasiswa dapat mengevaluasi respon imun terhadap pengobatan menggunakan metode diagnostik yang tepat.

B. Paparan Materi

14.1 Teknik Diagnostik Imunologi

Teknik diagnostik imunologi adalah metode yang digunakan untuk mendeteksi dan mengukur komponen sistem imun serta responsnya terhadap patogen atau vaksin. Berikut adalah beberapa teknik utama dalam diagnostik imunologi yang lebih rinci:

14.1.1 *Enzyme-Linked Immunosorbent Assay* (ELISA)

- Prinsip: ELISA digunakan untuk mendeteksi dan mengukur konsentrasi antigen atau antibodi dalam sampel. Teknik ini melibatkan imobilisasi antigen atau antibodi pada permukaan padat dan penggunaan enzim yang terkonjugasi dengan antibodi sekunder. Enzim ini mengkatalisis reaksi yang menghasilkan sinyal warna setelah penambahan substrat.

- Aplikasi: ELISA digunakan secara luas untuk diagnosis infeksi bakteri seperti HIV, hepatitis, dan berbagai infeksi bakteri lainnya. Selain itu, ELISA juga digunakan dalam penelitian untuk mengevaluasi respon imun terhadap vaksin.

- Jenis-jenis ELISA:

  - Direct ELISA: Menggunakan antibodi yang terkonjugasi dengan enzim langsung mengikat antigen.

  - Indirect ELISA: Menggunakan antibodi primer yang mengikat antigen, diikuti oleh antibodi sekunder yang terkonjugasi dengan enzim.

  - Sandwich ELISA: Menggunakan dua antibodi, satu untuk menangkap antigen dan yang lainnya untuk mendeteksi antigen yang terikat.

  - Competitive ELISA: Mengukur konsentrasi antigen dalam sampel dengan menghambat pengikatan antigen berlabel.

14.1.2 Western Blot

- Prinsip: Western blot adalah teknik untuk mendeteksi protein spesifik dalam sampel melalui pemisahan elektroforesis gel dan transfer ke membran. Antibodi spesifik digunakan untuk mendeteksi protein target, yang kemudian divisualisasikan menggunakan enzim atau fluoresensi.

- Aplikasi: Digunakan untuk konfirmasi hasil ELISA, terutama dalam diagnosis infeksi HIV, Lyme disease, dan berbagai infeksi bakteri lainnya.

Western blot juga digunakan dalam penelitian untuk mempelajari ekspresi dan modifikasi protein.

14.1.3 *Flow Cytometry*

- Prinsip: *Flow cytometry* adalah teknik yang digunakan untuk menganalisis karakteristik fisik dan kimia sel atau partikel dalam cairan. Sel diberi label dengan pewarna fluoresen yang mengikat antigen spesifik, dan kemudian dianalisis oleh laser dalam alat flow cytometer.

- Aplikasi: Digunakan untuk menganalisis populasi sel imun seperti sel T, B, dan NK, serta untuk mengevaluasi aktivasi sel imun dan apoptosis dalam respon terhadap infeksi atau pengobatan. Flow cytometry juga digunakan dalam diagnosis gangguan hematologi dan imunodefisiensi.

14.1.4 *Polymerase Chain Reaction* (PCR)

- Prinsip: PCR adalah teknik untuk memperbanyak segmen DNA spesifik dalam sampel, memungkinkan deteksi jumlah yang sangat kecil dari materi genetik patogen. Teknik ini melibatkan siklus denaturasi, annealing, dan elongasi yang berulang untuk menghasilkan salinan DNA yang banyak.

- Aplikasi: Digunakan untuk deteksi infeksi bakteri seperti tuberkulosis, pertusis, dan lain-lain. PCR juga digunakan untuk identifikasi gen resistensi antibiotik dan dalam penelitian genetika.

- Varian PCR:

- Real-Time PCR (qPCR): Memungkinkan kuantifikasi DNA dalam waktu nyata dengan menggunakan pewarna fluoresen atau probe spesifik.

- Reverse Transcription PCR (RT-PCR): Digunakan untuk mengamplifikasi RNA dengan mengkonversi RNA menjadi DNA menggunakan enzim reverse transcriptase sebelum PCR.

14.1.5 *Immunohistochemistry* (IHC)

- Prinsip: IHC adalah teknik untuk mendeteksi antigen dalam jaringan menggunakan antibodi yang diikat pada pewarna enzim atau fluoresen. Antigen dalam jaringan dikenali oleh antibodi spesifik, dan hasilnya divisualisasikan melalui reaksi warna atau fluoresensi.

- Aplikasi: Digunakan dalam diagnosis penyakit infeksi pada jaringan biopsi dan untuk mempelajari distribusi antigen dalam konteks histologis. IHC juga digunakan dalam penelitian kanker untuk mempelajari ekspresi biomarker tumor.

Dengan memahami berbagai teknik diagnostik imunologi ini, para profesional kesehatan dan peneliti dapat lebih efektif dalam mendiagnosis dan memantau infeksi bakteri serta mengevaluasi respon imun terhadap terapi dan vaksin. Pengetahuan ini sangat penting untuk meningkatkan diagnosis klinis dan pengembangan strategi pengobatan yang lebih baik.

14.2 Biomarker untuk Infeksi Bakteri

Biomarker adalah indikator biologis yang dapat digunakan untuk mendeteksi dan mengevaluasi keberadaan infeksi bakteri serta respon imun tubuh terhadap infeksi tersebut. Penggunaan biomarker dalam klinis sangat penting untuk diagnosis yang cepat, pemantauan pengobatan, dan penilaian prognosis. Berikut adalah penjelasan mendalam mengenai beberapa biomarker utama yang digunakan dalam deteksi dan monitoring infeksi bakteri:

14.2.1 *Procalcitonin* (PCT)

Procalcitonin adalah prekursor hormon kalsitonin yang diproduksi oleh sel C di kelenjar tiroid dan berbagai sel lainnya sebagai respon terhadap infeksi bakteri sistemik. Produksi PCT diinduksi oleh sitokin pro-inflamasi seperti IL-6, IL-1β, dan TNF-α. Dalam infeksi bakteri, PCT dilepaskan dalam jumlah yang signifikan ke dalam sirkulasi, sementara dalam infeksi virus, peningkatannya minimal karena interferon gamma menghambat produksi PCT.

Aplikasi Klinis:

- Diagnosis Sepsis: PCT digunakan sebagai biomarker untuk diagnosis sepsis bakteri. Peningkatan signifikan dalam kadar PCT mengindikasikan adanya infeksi bakteri berat.

- Penggunaan Antibiotik: PCT membantu dalam keputusan penggunaan antibiotik. Tingkat PCT yang tinggi menunjukkan perlunya terapi antibiotik, sedangkan penurunan kadar PCT selama pengobatan menunjukkan respon yang baik terhadap terapi.

PCT ini spesifik untuk infeksi bakteri, cepat diukur, dan dapat digunakan untuk memantau respon terhadap pengobatan. Namun, kadar PCT dapat dipengaruhi oleh kondisi inflamasi non-infeksi seperti trauma atau operasi besar.

14.2.2 *C-Reactive Protein* (CRP)

CRP adalah protein fase akut yang diproduksi oleh hati sebagai respon terhadap inflamasi. Produksi CRP diinduksi oleh IL-6. CRP meningkat dalam darah sebagai respon terhadap infeksi, inflamasi, dan kerusakan jaringan. Aplikasi Klinis:

- Diagnosis Infeksi Bakteri: CRP digunakan sebagai biomarker untuk mendeteksi inflamasi dan infeksi bakteri. Peningkatan CRP menunjukkan adanya proses inflamasi aktif.

- Monitoring Pengobatan: Penurunan kadar CRP selama pengobatan menunjukkan respon yang baik terhadap terapi antibiotik atau antiinflamasi.

CRP cepat meningkat dalam respon terhadap inflamasi, mudah diukur, dan dapat digunakan dalam berbagai kondisi klinis. Namun, CRP tidak spesifik untuk infeksi bakteri dan dapat meningkat pada berbagai kondisi inflamasi non-infeksi seperti penyakit autoimun atau kanker.

14.2.3 Interleukin-6 (IL-6)

IL-6 adalah sitokin pro-inflamasi yang diproduksi oleh berbagai jenis sel termasuk makrofag, sel T, dan sel endotel sebagai respon terhadap infeksi dan inflamasi. IL-6 dilepaskan ke dalam sirkulasi selama fase akut respon imun, menginduksi produksi protein fase akut seperti CRP dan fibrinogen. Aplikasi Klinis:

- Penilaian Derajat Inflamasi: IL-6 digunakan untuk menilai derajat inflamasi pada kondisi infeksi bakteri akut dan kronis.

- Prognosis Sepsis: Kadar IL-6 yang sangat tinggi dapat menunjukkan prognosis yang buruk pada pasien dengan sepsis.

IL-6 ini sensitif dalam mendeteksi inflamasi awal dan dapat digunakan sebagai indikator aktivitas penyakit. Namun, tidak spesifik untuk infeksi bakteri dan dapat meningkat pada berbagai kondisi inflamasi lainnya.

14.2.4 Antibodi Spesifik

Antibodi adalah protein yang diproduksi oleh sel B sebagai respon terhadap antigen spesifik dari patogen bakteri. Selama infeksi bakteri, sistem imun mengenali antigen patogen dan menginduksi produksi antibodi spesifik untuk melawan infeksi.

Aplikasi Klinis:

- Diagnosis Infeksi Spesifik: Pengukuran antibodi spesifik terhadap patogen seperti *Helicobacter pylori, Treponema pallidum* (penyebab sifilis), dan *Borrelia burgdorferi* (penyebab Lyme disease) digunakan untuk diagnosis infeksi bakteri.
- Penilaian Imunitas: Evaluasi tingkat antibodi spesifik dapat digunakan untuk menilai imunitas setelah vaksinasi atau infeksi alami.

Antibodi ini spesifik untuk patogen tertentu dan dapat memberikan informasi tentang status imun individu.Namun, respons antibodi dapat bervariasi antar individu dan dapat dipengaruhi oleh status imunologi serta waktu sejak infeksi atau vaksinasi.

14.3 Evaluasi Respon Imun terhadap Pengobatan

Evaluasi respon imun terhadap pengobatan adalah langkah penting dalam manajemen klinis pasien dengan infeksi bakteri. Ini melibatkan berbagai metode untuk menilai bagaimana sistem imun merespon terapi, apakah itu vaksin, antibiotik, atau terapi imunomodulator. Berikut adalah uraian rinci mengenai teknik dan indikator utama yang digunakan dalam evaluasi ini:

14.3.1 Pengukuran Titer Antibodi

Titer antibodi adalah konsentrasi antibodi spesifik dalam darah yang diukur melalui tes serologi seperti ELISA atau Western blot. Sampel darah diambil dari pasien dan dianalisis untuk keberadaan dan tingkat antibodi spesifik terhadap antigen patogen. Metode ELISA sering digunakan karena sensitivitas dan spesifisitasnya yang tinggi.

Aplikasi Klinis:

- Evaluasi Respon Vaksin: Pengukuran titer antibodi pasca-vaksinasi digunakan untuk menilai efektivitas vaksin dalam merangsang respon imun protektif. Contoh: Vaksin hepatitis B, di mana titer antibodi terhadap antigen permukaan hepatitis B (anti-HBs) diukur untuk memastikan kekebalan.

- Diagnosis dan Monitoring Infeksi: Titer antibodi terhadap patogen spesifik digunakan untuk mendiagnosis infeksi dan memantau respon terhadap pengobatan. Contoh: Sifilis, di mana titer antibodi terhadap *Treponema pallidum* diukur untuk menilai keberhasilan terapi antibiotik.

14.3.2 Monitoring Sel Imun

Monitoring populasi dan aktivitas sel imun seperti sel T, B, dan NK melalui flow cytometry atau teknik lainnya. Sampel darah atau jaringan diambil dan dianalisis menggunakan flow cytometry untuk mengidentifikasi dan mengukur berbagai populasi sel imun berdasarkan ekspresi molekul permukaan spesifik yang diberi label fluoresen.

Aplikasi Klinis:

- Imunodefisiensi dan Pemulihan: Monitoring sel T dan B pada pasien dengan imunodefisiensi, seperti HIV/AIDS atau setelah transplantasi sumsum tulang, untuk menilai pemulihan sistem imun dan efektivitas terapi.

- Respon Terapi Imunomodulator: Evaluasi efek terapi yang menargetkan sel imun, seperti checkpoint inhibitor dalam pengobatan kanker atau terapi biologis dalam penyakit autoimun. Contoh: Terapi anti-PD-1 pada kanker, di mana peningkatan aktivitas sel T efektor diukur untuk menilai respon terapi.

14.3.3 Penanda Inflammatori

Pengukuran penanda inflamasi seperti CRP, PCT, dan IL-6 dalam darah untuk menilai respon inflamasi terhadap infeksi dan pengobatan. Sampel darah dianalisis menggunakan immunoassay untuk mengukur konsentrasi penanda inflamasi.

Aplikasi Klinis:

- Monitoring Sepsis dan Infeksi Berat: Penanda seperti PCT dan CRP digunakan untuk memantau respon terhadap terapi antibiotik pada pasien dengan sepsis atau infeksi bakteri berat. Penurunan kadar penanda ini menunjukkan respon positif terhadap pengobatan.

- Evaluasi Aktivitas Penyakit: IL-6 digunakan untuk menilai aktivitas penyakit inflamasi kronis dan respon terhadap terapi anti-inflamasi. Contoh: Rheumatoid arthritis, di mana penurunan kadar IL-6 menunjukkan efektivitas terapi biologis seperti tocilizumab (anti-IL-6 receptor).

14.3.4 PCR dan Teknik Molekuler Lainnya

Penggunaan PCR untuk mendeteksi keberadaan DNA atau RNA patogen dalam sampel pasien. DNA atau RNA diekstraksi dari sampel, dan segmen spesifik diamplifikasi menggunakan PCR. Real-time PCR (qPCR) memungkinkan kuantifikasi patogen dalam waktu nyata.

Aplikasi Klinis:

- Monitoring Infeksi Tuberkulosis: PCR digunakan untuk mendeteksi DNA *Mycobacterium tuberculosis* dalam sampel sputum dan memantau keberhasilan terapi antibiotik. Penurunan atau hilangnya DNA patogen menunjukkan keberhasilan pengobatan.

- Deteksi dan Monitoring Patogen Resisten: PCR digunakan untuk mengidentifikasi gen resistensi antibiotik pada patogen dan memantau prevalensi serta distribusi strain resisten. Contoh: MRSA (*methicillin-resistant Staphylococcus aureus*), di mana gen mecA yang mengkode resistensi methicillin dideteksi menggunakan PCR.

14.3.5 Evaluasi Klinis dan Penelitian

Studi Longitudinal: Melibatkan pemantauan jangka panjang pasien untuk mengevaluasi perubahan dalam respon imun dan efektivitas terapi. Data dari studi ini digunakan untuk menginformasikan pedoman klinis dan strategi pengobatan.

Penelitian Translational: Menghubungkan temuan laboratorium dengan praktik klinis untuk mengembangkan biomarker baru dan metode diagnostik yang lebih baik. Ini termasuk penelitian tentang biomarker baru untuk deteksi dini dan monitoring infeksi serta respon terhadap pengobatan.

Dengan memanfaatkan berbagai metode dan teknologi ini, profesional kesehatan dapat lebih efektif dalam mengevaluasi respon imun terhadap pengobatan, meningkatkan diagnosis, dan merencanakan strategi terapi yang lebih baik. Pengetahuan ini sangat penting untuk meningkatkan hasil klinis dan kualitas perawatan pasien dengan infeksi bakteri.

C. Rangkuman

Bab ini membahas teknik diagnostik imunologi, biomarker untuk infeksi bakteri, dan evaluasi respon imun terhadap pengobatan. Pemahaman tentang teknik dan indikator ini penting untuk diagnosis yang tepat, pengobatan yang efektif, dan pemantauan pemulihan pasien dengan infeksi bakteri.

D. Latihan dan Pembahasan

Latihan 1

Soal: Jelaskan prinsip kerja ELISA dan aplikasinya dalam diagnosis infeksi bakteri!

Pembahasan: ELISA mendeteksi dan mengukur konsentrasi antigen atau antibodi dalam sampel dengan menggunakan enzim yang terkonjugasi dengan antibodi sekunder untuk menghasilkan sinyal warna. Digunakan untuk diagnosis berbagai infeksi bakteri seperti HIV dan hepatitis.

Latihan 2

Soal: Bagaimana peran procalcitonin sebagai biomarker dalam diagnosis sepsis bakteri?

Pembahasan: Procalcitonin adalah prekursor hormon kalsitonin yang meningkat dalam respon terhadap infeksi bakteri sistemik. Tingkat PCT yang tinggi menunjukkan kemungkinan besar sepsis bakteri dan membantu dalam keputusan penggunaan antibiotik.

Latihan 3

Soal: Mengapa monitoring sel imun penting dalam evaluasi respon imun terhadap pengobatan?

Pembahasan: Monitoring sel imun penting untuk menilai perubahan dalam populasi dan aktivitas sel imun selama pengobatan, serta untuk mengevaluasi pemulihan sistem imun pada pasien dengan imunodefisiensi atau yang menjalani terapi imunosupresif.

E. Soal Ujian dan Evaluasi

Soal Ujian 1

Soal: Diskusikan teknik diagnostik imunologi yang digunakan untuk mendeteksi infeksi bakteri dan berikan contoh aplikasinya!

Pembahasan: Teknik diagnostik seperti ELISA, Western blot, dan PCR digunakan untuk mendeteksi antigen, antibodi, atau materi genetik patogen dalam sampel pasien. Contoh: ELISA untuk HIV, Western blot untuk konfirmasi infeksi Lyme disease, dan PCR untuk tuberkulosis.

Soal Ujian 2

Soal: Jelaskan peran biomarker dalam diagnosis dan monitoring infeksi bakteri! Berikan contoh biomarker dan bagaimana mereka digunakan dalam praktik klinis!

Pembahasan: Biomarker seperti procalcitonin (PCT) dan C-reactive protein (CRP) digunakan untuk mendeteksi dan mengevaluasi infeksi bakteri. PCT meningkat dalam respon terhadap infeksi bakteri sistemik dan digunakan untuk diagnosis sepsis, sementara CRP adalah protein fase akut yang digunakan untuk menilai inflamasi. Tingkat CRP yang tinggi dapat menunjukkan adanya infeksi bakteri akut.

Soal Ujian 3

Soal: Bagaimana evaluasi respon imun terhadap pengobatan dapat membantu dalam manajemen klinis pasien dengan infeksi bakteri? Jelaskan metode yang digunakan dan interpretasi hasilnya.

Pembahasan: Evaluasi respon imun terhadap pengobatan melibatkan pengukuran titer antibodi, monitoring sel imun, dan penanda inflamasi seperti CRP dan PCT. Pengukuran titer antibodi dapat menunjukkan efektivitas vaksin atau terapi antibiotik. Monitoring sel imun melalui flow cytometry dapat menilai pemulihan populasi sel T dan B, sedangkan penanda inflamasi membantu dalam memantau respon inflamasi dan pemulihan pasien.

Bagian IV

Pengobatan dan Resistensi Antimikroba

Bab 15

Antimikroba dan Resistensi Bakteri

A. Capaian Pembelajaran Mata Kuliah

Mahasiswa memahami klasifikasi dan mekanisme kerja antimikroba, mekanisme resistensi antimikroba pada bakteri, serta strategi untuk mengatasi resistensi antimikroba.

15.1: Mahasiswa mampu menjelaskan klasifikasi dan mekanisme kerja antimikroba.

15.2: Mahasiswa dapat mengidentifikasi dan memahami mekanisme resistensi antimikroba pada bakteri.

15.3: Mahasiswa mampu mendeskripsikan strategi untuk mengatasi resistensi antimikroba.

B. Paparan Materi

15.1 Klasifikasi dan Mekanisme Kerja Antimikroba

Antimikroba adalah senyawa yang digunakan untuk membunuh atau menghambat pertumbuhan mikroorganisme, termasuk bakteri, virus, jamur, dan parasit. Penggunaan antimikroba yang efektif memerlukan pemahaman tentang klasifikasi dan mekanisme kerja mereka. Berikut adalah penjelasan rinci mengenai klasifikasi dan mekanisme kerja antimikroba:

15.1.1 Klasifikasi Berdasarkan Mekanisme Kerja

15.1.1.1 Inhibitor Sintesis Dinding Sel

Antibiotik dalam kelompok ini menghambat pembentukan dinding sel bakteri, yang menyebabkan lisis dan kematian sel. Contohnya termasuk beta-laktam seperti penisilin dan sefalosporin, serta glikopeptida seperti vankomisin. Penisilin mengikat protein pengikat penisilin (PBP) dan menghambat tahap akhir sintesis peptidoglikan, komponen utama dinding sel bakteri. Vankomisin menghambat sintesis peptidoglikan dengan mengikat D-alanyl-D-alanine di akhir rantai peptida.

15.1.1.2 Inhibitor Sintesis Protein

Antibiotik ini mengganggu proses penerjemahan mRNA menjadi protein. Contohnya termasuk aminoglikosida (seperti gentamisin), tetrasiklin, dan makrolida (seperti eritromisin). Tetrasiklin mengikat subunit ribosom 30S, mencegah ikatan tRNA dengan mRNA-ribosom kompleks. Aminoglikosida mengikat subunit ribosom 30S, menyebabkan misreading mRNA dan sintesis protein yang salah. Makrolida mengikat subunit ribosom 50S, menghambat translokasi ribosom selama sintesis protein.

15.1.1.3 Inhibitor Sintesis Asam Nukleat

Antibiotik ini menghambat enzim yang terlibat dalam replikasi dan transkripsi DNA. Contohnya termasuk fluoroquinolon (seperti siprofloksasin) dan rifampisin. Fluoroquinolon menghambat enzim DNA girase dan topoisomerase IV, yang diperlukan untuk superkoiling dan pemisahan DNA selama replikasi. Rifampisin menghambat RNA polimerase, mencegah transkripsi RNA dari DNA.

15.1.1.4 Inhibitor Sintesis Metabolit Esensial

Antibiotik ini mengganggu jalur metabolik penting bagi bakteri. Contohnya termasuk sulfonamida dan trimetoprim, yang menghambat sintesis asam folat, esensial untuk sintesis purin dan pirimidin. Sulfonamida adalah analog struktural dari PABA (para-aminobenzoic acid) dan bersaing dengan PABA untuk enzim dihidropteroat sintetase. Trimetoprim menghambat enzim dihidrofolat reduktase.

15.1.1.5 Disruptor Membran Sel

Antibiotik ini merusak integritas membran sel bakteri, menyebabkan kebocoran isi sel dan kematian sel. Contohnya termasuk polimiksin dan daptomisin. Polimiksin mengikat lipid A dari lipopolisakarida di membran luar bakteri Gram-negatif, menyebabkan disintegrasi membran. Daptomisin mengikat membran sel bakteri Gram-positif dengan cara tergantung kalsium, menyebabkan depolarisasi membran dan kematian sel.

15.1.2 Klasifikasi Berdasarkan Struktur Kimia

15.1.2.1 Beta-laktam

Termasuk penisilin, sefalosporin, monobaktam, dan karbapenem. Semua antibiotik ini memiliki cincin beta-laktam dalam struktur kimianya yang penting untuk aktivitas antibakteri. Penisilin mengandung cincin tiazolidin, sementara sefalosporin memiliki cincin dihidrotiazin. Karbapenem, seperti imipenem, memiliki spektrum yang sangat luas dan stabil terhadap banyak beta-laktamase.

15.1.2.2 Aminoglikosida

Struktur kimia mereka terdiri dari dua atau lebih gula amino yang terhubung oleh ikatan glikosidik. Contohnya termasuk streptomisin dan amikasin. Mereka terutama efektif terhadap bakteri Gram-negatif aerobik.

15.1.2.3 Tetrasiklin

Memiliki struktur kimia yang terdiri dari empat cincin yang saling berhubungan. Contohnya termasuk tetrasiklin dan doksisiklin. Mereka efektif terhadap berbagai bakteri Gram-positif dan Gram-negatif, serta bakteri atipikal.

15.1.2.4 Makrolide

Memiliki cincin lakton makrosiklik besar dengan 14-16 atom. Contohnya termasuk eritromisin dan azitromisin. Mereka efektif terhadap bakteri Gram-positif dan beberapa Gram-negatif.

15.1.2.5 Fluoroquinolon

Struktur kimianya didasarkan pada inti kuinolon dengan substituen fluor. Contohnya termasuk siprofloksasin dan levofloksasin. Mereka efektif terhadap berbagai bakteri Gram-positif dan Gram-negatif, terutama bakteri Gram-negatif.

Dengan pemahaman mendalam tentang klasifikasi dan mekanisme kerja antimikroba, praktisi medis dapat memilih terapi yang paling tepat untuk infeksi tertentu, mempertimbangkan faktor-faktor seperti jenis patogen, lokasi infeksi, dan karakteristik pasien. Penggunaan antimikroba yang bijak dan tepat sasaran sangat penting untuk mengurangi risiko resistensi antimikroba dan memastikan efektivitas jangka panjang dari obat-obatan ini. Penelitian berkelanjutan dan inovasi dalam pengembangan antimikroba baru juga diperlukan untuk menghadapi tantangan yang terus berkembang dalam pengelolaan infeksi mikroba.

15.2 Mekanisme Resistensi Antimikroba pada Bakteri

Resistensi antimikroba adalah kemampuan bakteri untuk bertahan terhadap efek antimikroba yang seharusnya mematikan atau menghambat pertumbuhan mereka. Mekanisme resistensi bakteri sangat bervariasi dan dapat diperoleh melalui mutasi genetik atau akuisisi gen resistensi dari bakteri lain. Berikut adalah penjelasan rinci mengenai berbagai mekanisme resistensi antimikroba pada bakteri:

15.2.1 Produksi Enzim Penginaktivasi

15.2.1.1 Beta-laktamase

Banyak bakteri menghasilkan enzim beta-laktamase yang menghidrolisis cincin beta-laktam pada antibiotik seperti penisilin dan sefalosporin, membuatnya tidak efektif. Beta-laktamase dapat diklasifikasikan menjadi berbagai tipe, termasuk penicillinase dan cephalosporinase, tergantung pada spektrum aktivitasnya. Contohnya, *Staphylococcus aureus* menghasilkan penicillinase yang menghidrolisis penisilin, sementara *Escherichia coli* dapat menghasilkan extended-spectrum beta-lactamases (ESBLs) yang menghidrolisis berbagai sefalosporin generasi ketiga.

15.2.1.2 Carbapenemase

Carbapenemase adalah enzim beta-laktamase yang mampu menghidrolisis karbapenem, yang merupakan antibiotik spektrum luas dan sering digunakan sebagai pilihan terakhir untuk infeksi bakteri resisten. Contoh carbapenemase termasuk KPC (*Klebsiella pneumoniae* carbapenemase) dan NDM-1 (*New Delhi metallo-beta-lactamase*-1). Enzim ini telah menyebabkan peningkatan signifikan dalam kasus infeksi yang sulit diobati.

15.2.2 Perubahan Situs Target

15.2.2.1 Mutasi Gyrase dan Topoisomerase

Fluoroquinolon, seperti siprofloksasin, bekerja dengan menghambat enzim DNA gyrase dan topoisomerase IV. Mutasi pada gen gyrA atau parC yang mengkode enzim-enzim ini dapat mengurangi afinitas antibiotik terhadap enzim, menghasilkan resistensi. Contohnya, mutasi pada *Escherichia coli* dan *Staphylococcus aureus* yang mengubah asam amino kritis di situs aktif DNA gyrase mengurangi efektivitas fluoroquinolon.

15.2.2.2 Modifikasi Ribosom

Antibiotik seperti makrolida, tetrasiklin, dan aminoglikosida bekerja dengan mengikat ribosom bakteri untuk menghambat sintesis protein. Mutasi pada gen yang mengkode protein ribosom atau metilasi RNA ribosom oleh enzim seperti erm (*erythromycin ribosome methylase*) dapat mengubah situs pengikatan ribosom, sehingga antibiotik tidak dapat mengikat dan menghambat sintesis protein dengan efektif. Contoh: *Streptococcus pneumoniae* dengan mutasi pada gen 23S rRNA menunjukkan resistensi terhadap makrolida.

15.2.2.3 Alterasi Penicillin-Binding Proteins (PBPs)

Beta-laktam menghambat sintesis dinding sel dengan mengikat PBPs. Bakteri seperti *Staphylococcus aureus* resisten metisilin (MRSA) menghasilkan PBP2a, varian PBP dengan afinitas rendah terhadap beta-laktam, memungkinkan sintesis dinding sel berlanjut meskipun ada antibiotik. Gen mecA yang mengkode PBP2a sering ditemukan pada elemen genetik bergerak seperti kaset kromosom staphylococcus (SCCmec).

15.2.3 Peningkatan Eksklusi Obat

15.2.3.1 Permeabilitas Membran Berkurang

Bakteri dapat mengurangi permeabilitas membran sel terhadap antibiotik melalui perubahan pada porin membran luar. Porin adalah protein saluran yang memungkinkan molekul kecil, termasuk antibiotik, masuk ke dalam sel bakteri. Contoh: *Pseudomonas aeruginosa* dapat mengurangi ekspresi atau mengubah struktur porin OprD, yang membatasi masuknya karbapenem ke dalam sel dan menyebabkan resistensi.

15.2.3.2 Pompa Effluks

Bakteri dapat meningkatkan ekspresi pompa effluks yang mengeluarkan antibiotik dari dalam sel, sehingga mengurangi konsentrasi intraseluler antibiotik dan meningkatkan resistensi. Pompa effluks adalah protein transport yang memompa keluar berbagai antibiotik dan senyawa toksik lainnya. Contoh: Sistem pompa effluks AcrAB-TolC pada *Escherichia coli* mengeluarkan tetrasiklin, kloramfenikol, dan fluoroquinolon. Pompa effluks seperti NorA pada *Staphylococcus aureus* mengeluarkan fluoroquinolon, sementara MexAB-OprM pada *Pseudomonas aeruginosa* mengeluarkan beta-laktam dan fluoroquinolon.

15.2.4 Perubahan Jalur Metabolik

15.2.4.1 Alterasi Jalur Sintesis Asam Folat

Sulfonamida dan trimetoprim menghambat jalur sintesis asam folat yang penting bagi bakteri. Bakteri dapat mengembangkan resistensi dengan mengubah enzim target atau mengembangkan jalur alternatif. Contohnya, beberapa strain *Escherichia coli* menghasilkan varian dihidropteroat sintetase dan dihidrofolat reduktase yang tidak lagi dihambat oleh sulfonamida dan trimetoprim.

15.2.4.2 Bypass Enzimatik

Bakteri dapat mengembangkan mekanisme bypass untuk mengatasi penghambatan enzim target oleh antibiotik. Contohnya, beberapa bakteri mampu menghasilkan enzim alternatif yang tidak dihambat oleh antibiotik, memungkinkan jalur metabolik berlanjut meskipun ada penghambatan oleh obat.

15.2.5 Akuisisi Gen Resistensi

15.2.5.1 Transformasi

Pengambilan DNA bebas dari lingkungan oleh bakteri kompeten. DNA ini mungkin mengandung gen resistensi yang dapat diintegrasikan ke dalam genom bakteri penerima. Contoh: *Streptococcus pneumoniae* dapat memperoleh gen resistensi beta-laktam melalui transformasi DNA bebas dari bakteri lain.

15.2.5.2 Transduksi

Transfer DNA bakteri oleh bakteriofag (virus yang menginfeksi bakteri). Fag menginfeksi bakteri, mengemas DNA bakteri dalam partikel fag, dan mentransfernya ke bakteri lain. Contoh: Gen resistensi staphylococcal cassette chromosome mec (SCCmec) pada *Staphylococcus aureus* dapat ditransfer melalui transduksi.

15.2.5.3 Konjugasi

Transfer DNA melalui kontak langsung antara dua bakteri, biasanya melibatkan plasmid konjugatif. Plasmid ini sering membawa gen resistensi dan dapat berpindah antara bakteri melalui pilus konjugatif. Contoh: Plasmid F pada *Escherichia coli* dapat mentransfer gen resistensi tetrasiklin, ampisilin, dan kloramfenikol.

15.2.6 Fenotip Toleransi dan Persistensi
15.2.6.1 Sel Toleran (*Tolerant Cells*)

Sel-sel ini dapat bertahan hidup dalam konsentrasi antibiotik yang biasanya mematikan, meskipun mereka tidak resisten secara genetik. Toleransi sering kali melibatkan perubahan fisiologis yang memungkinkan bakteri memperlambat metabolisme dan pertumbuhan, mengurangi kerentanan terhadap antibiotik.

15.2.6.2 Sel Persisten (*Persister Cells*)

Subpopulasi kecil dalam populasi bakteri yang dapat bertahan hidup dalam pengobatan antibiotik tanpa memiliki gen resistensi. Sel persisten ini berada dalam keadaan dorman dan dapat kembali aktif setelah pengobatan dihentikan, menyebabkan infeksi berulang. Persisters adalah tantangan besar dalam pengobatan infeksi kronis, seperti yang disebabkan oleh *Pseudomonas aeruginosa* dalam *cystic fibrosis*.

Mekanisme resistensi antimikroba ini menunjukkan kemampuan luar biasa bakteri untuk beradaptasi dan bertahan dalam menghadapi tekanan antimikroba. Pemahaman yang mendalam tentang mekanisme ini sangat penting untuk pengembangan strategi baru dalam mengatasi resistensi, termasuk penemuan antimikroba baru, penggunaan kombinasi terapi, dan pengendalian penggunaan antibiotik yang bijak. Penelitian berkelanjutan dan inovasi dalam diagnostik dan terapi sangat diperlukan untuk mengatasi tantangan global resistensi antimikroba.

15.3 Strategi untuk Mengatasi Resistensi Antimikroba

Resistensi antimikroba merupakan tantangan global yang memerlukan pendekatan multifaset untuk pengelolaan dan pencegahannya. Berikut adalah beberapa strategi utama yang dapat diterapkan untuk mengatasi resistensi antimikroba:

15.3.1 Pengembangan Antimikroba Baru
15.3.1.1 Penelitian dan Inovasi

Penelitian berkelanjutan diperlukan untuk menemukan dan mengembangkan antimikroba baru dengan mekanisme kerja yang berbeda dari yang sudah ada. Pendekatan berbasis genom dan bioinformatika dapat mempercepat identifikasi target baru dan pengembangan molekul antimikroba yang efektif. Misalnya, penemuan dan pengembangan antibiotik baru seperti daptomisin dan ceftaroline telah memberikan alternatif untuk mengatasi bakteri resisten.

15.3.1.2 Eksplorasi Sumber Alam

Sumber alam, termasuk mikroorganisme tanah dan laut, merupakan potensi besar untuk menemukan antimikroba baru. Banyak antibiotik klasik, seperti penisilin dan streptomisin, berasal dari mikroorganisme tanah. Penelitian terbaru juga berfokus pada eksplorasi mikrobioma laut untuk menemukan senyawa antimikroba baru.

15.3.2 Penggunaan Antimikroba yang Bijak

15.3.2.1 Kebijakan dan Panduan Penggunaan

Implementasi kebijakan penggunaan antimikroba yang bijak dan panduan klinis untuk dokter sangat penting untuk mengurangi penggunaan yang tidak perlu dan mencegah resistensi. Misalnya, program pengelolaan antimikroba (Antimicrobial Stewardship Programs, ASPs) di rumah sakit dapat membantu memastikan penggunaan antibiotik yang tepat, dosis yang sesuai, dan durasi pengobatan yang optimal.

15.3.2.2 Edukasi dan Kesadaran

Meningkatkan kesadaran di kalangan profesional kesehatan dan masyarakat umum tentang risiko resistensi antimikroba dan pentingnya penggunaan antibiotik yang bijak. Kampanye edukasi dapat membantu mengurangi permintaan antibiotik untuk infeksi virus seperti flu biasa, di mana antibiotik tidak efektif.

15.3.3 Kombinasi Terapi

15.3.3.1 Penggunaan Kombinasi Antibiotik

Penggunaan kombinasi antibiotik dapat mencegah atau memperlambat perkembangan resistensi dengan menyerang bakteri melalui beberapa mekanisme. Misalnya, kombinasi beta-laktam dengan inhibitor beta-laktamase (seperti amoksisilin-klavulanat) efektif dalam mengatasi resistensi beta-laktamase. Kombinasi antibiotik dapat meningkatkan efektivitas keseluruhan dan mengurangi kemungkinan bakteri mengembangkan resistensi terhadap lebih dari satu obat sekaligus.

15.3.3.2 Sinergi Antimikroba

Penelitian tentang sinergi antimikroba, di mana kombinasi dua atau lebih obat memiliki efek yang lebih besar daripada jumlah efek individu mereka, dapat membantu mengidentifikasi kombinasi terapi yang lebih efektif. Contohnya, kombinasi polimiksin dengan rifampisin menunjukkan sinergi dalam mengatasi bakteri Gram-negatif resisten.

15.3.4 Pengendalian Infeksi
15.3.4.1 Praktik Pengendalian Infeksi di Rumah Sakit

Implementasi kebijakan dan praktik pengendalian infeksi di rumah sakit dan fasilitas kesehatan lainnya untuk mencegah penyebaran bakteri resisten. Ini termasuk kebersihan tangan yang ketat, isolasi pasien yang terinfeksi, penggunaan alat pelindung diri, dan dekontaminasi alat medis. Surveillance dan monitoring resistensi antimikroba juga penting untuk mengidentifikasi dan mengatasi wabah resistensi dengan cepat.

15.3.4.2 Sanitasi dan Higiene

Meningkatkan sanitasi dan higiene di masyarakat umum dan di lingkungan rumah sakit untuk mengurangi penyebaran bakteri. Langkah-langkah ini termasuk penyediaan air bersih, pengelolaan limbah yang efektif, dan praktik higiene pribadi yang baik.

15.3.5 Vaksinasi

15.3.5.1 Pengembangan dan Penggunaan Vaksin

Penggunaan vaksin untuk mencegah infeksi bakteri dapat mengurangi kebutuhan penggunaan antimikroba dan mengurangi tekanan seleksi untuk resistensi. Vaksin yang efektif dapat mengurangi insiden penyakit dan penyebaran patogen resisten. Contoh keberhasilan vaksin termasuk vaksin terhadap *Streptococcus pneumoniae* dan *Haemophilus influenzae*, yang telah menunjukkan penurunan signifikan dalam kejadian penyakit yang disebabkan oleh patogen ini.

15.3.5.2 Riset Vaksin Baru

Penelitian dan pengembangan vaksin baru untuk patogen yang belum memiliki vaksin efektif atau untuk memperbarui vaksin yang ada agar lebih efektif terhadap strain resisten.

15.3.6 Penggunaan Teknologi Diagnostik Cepat

15.3.6.1 Teknologi Diagnostik Cepat

Penggunaan teknologi diagnostik cepat untuk mengidentifikasi patogen dan profil resistensi mereka memungkinkan dokter untuk memilih terapi yang paling efektif dengan segera, mengurangi penggunaan empiris antimikroba yang tidak tepat. Teknik seperti PCR (Polymerase Chain Reaction) dan MALDI-TOF MS (*Matrix-Assisted Laser Desorption/Ionization Time-of-Flight Mass Spectrometry*) dapat memberikan hasil dalam waktu singkat.

15.3.6.2 Personalized Medicine

Penggunaan pendekatan pengobatan yang dipersonalisasi berdasarkan profil genetik patogen dan pasien dapat meningkatkan efektivitas terapi dan mengurangi resistensi. Teknologi seperti sequencing genom penuh dapat membantu dalam pemahaman yang lebih baik tentang mekanisme resistensi dan penyesuaian terapi yang lebih spesifik.

15.3.7 Pengembangan Terapi Alternatif

15.3.7.1 Terapi Fag

Penggunaan bakteriofag (virus yang menginfeksi bakteri) sebagai terapi alternatif untuk mengobati infeksi bakteri yang resisten terhadap antibiotik. Fag dapat dikembangkan untuk menargetkan spesifik patogen tertentu tanpa mempengaruhi flora normal. Penelitian menunjukkan bahwa terapi fag bisa efektif terhadap infeksi yang sulit diobati seperti yang disebabkan oleh MRSA dan *Pseudomonas aeruginosa*.

15.3.7.2 Peptida Antimikroba

Pengembangan peptida antimikroba, molekul kecil yang dapat membunuh bakteri melalui berbagai mekanisme, termasuk pengganguan membran sel dan penghambatan biosintesis protein. Peptida antimikroba menawarkan potensi sebagai terapi baru untuk infeksi bakteri resisten.

15.3.8 Kolaborasi Global

15.3.8.1 Kerjasama Internasional

Mengatasi resistensi antimikroba memerlukan kerjasama internasional yang erat. Organisasi seperti WHO, CDC, dan ECDC memfasilitasi pertukaran informasi dan pengembangan kebijakan global untuk mengurangi resistensi. Program seperti *Global Antimicrobial Resistance Surveillance System* (GLASS) oleh WHO bertujuan untuk memantau dan melaporkan data resistensi antimikroba secara global.

15.3.8.2 Pendanaan dan Dukungan

Meningkatkan pendanaan untuk penelitian dan pengembangan antimikroba baru serta dukungan untuk program pengendalian infeksi dan pendidikan di negara-negara berkembang. Investasi dalam infrastruktur kesehatan dan teknologi diagnostik juga penting untuk memperkuat kemampuan deteksi dan respons terhadap resistensi antimikroba.

Pendekatan komprehensif dan berkelanjutan sangat penting untuk mengatasi masalah resistensi antimikroba. Melalui kombinasi penelitian, kebijakan kesehatan, edukasi, dan kolaborasi global, kita dapat mengurangi dampak resistensi antimikroba dan memastikan bahwa terapi antimikroba tetap efektif di masa depan.

C. Rangkuman

Bab ini menjelaskan klasifikasi dan mekanisme kerja antimikroba, mekanisme resistensi antimikroba pada bakteri, serta strategi untuk mengatasi resistensi antimikroba. Klasifikasi antimikroba didasarkan pada spektrum aktivitas dan mekanisme kerja, termasuk inhibitor sintesis dinding sel, sintesis protein, sintesis asam nukleat, metabolit esensial, dan disruptor membran sel. Mekanisme resistensi mencakup produksi enzim penginaktivasi, perubahan situs target, peningkatan eksklusi obat, dan perubahan jalur metabolik. Strategi untuk mengatasi resistensi meliputi pengembangan antimikroba baru, penggunaan antimikroba yang bijak, kombinasi terapi, pengendalian infeksi, vaksinasi, dan penggunaan teknologi diagnostik cepat.

D. Latihan dan Pembahasan

Latihan 1

Soal: Jelaskan perbedaan antara antibiotik spektrum sempit dan spektrum luas, serta berikan contohnya masing-masing!

Pembahasan: Antibiotik spektrum sempit efektif terhadap jenis bakteri tertentu. Contohnya, Penicillin G efektif terhadap bakteri Gram-positif seperti *Streptococcus pyogenes* dan *Staphylococcus aureus*. Antibiotik spektrum luas efektif terhadap berbagai jenis bakteri, baik Gram-positif maupun Gram-negatif. Contohnya, Tetrasiklin efektif terhadap bakteri Gram-positif seperti *Staphylococcus* serta bakteri Gram-negatif seperti *Escherichia coli* dan *Salmonella*.

Latihan 2

Soal: Jelaskan mekanisme kerja beta-laktam dan bagaimana resistensi terhadap beta-laktam dapat terjadi!

Pembahasan: Beta-laktam bekerja dengan menghambat sintesis dinding sel bakteri. Mereka mengikat protein pengikat penisilin (PBP) yang terlibat dalam tahap akhir sintesis peptidoglikan, mengakibatkan lisis dan kematian sel bakteri. Resistensi terhadap beta-laktam dapat terjadi melalui produksi beta-laktamase, enzim yang menghidrolisis cincin beta-laktam, membuat antibiotik tidak aktif. Contohnya, *Staphylococcus aureus* menghasilkan beta-laktamase yang memecah penisilin.

Latihan 3

Soal: Sebutkan dan jelaskan dua mekanisme resistensi bakteri terhadap antibiotik selain produksi enzim penginaktivasi!

Pembahasan:

1. Perubahan Situs Target: Bakteri dapat mengalami mutasi atau modifikasi pada enzim target sehingga antibiotik tidak lagi efektif mengikat atau menghambatnya. Contohnya, mutasi pada gen gyrA mengubah DNA girase, mengurangi afinitas fluoroquinolon.

2. Peningkatan Eksklusi Obat: Bakteri dapat mengurangi permeabilitas membran sel terhadap antibiotik atau meningkatkan ekspresi pompa effluks yang mengeluarkan antibiotik dari dalam sel. Contohnya, overekspresi pompa effluks seperti AcrAB-TolC pada *Escherichia coli* mengurangi konsentrasi tetrasiklin dalam sel.

E. Soal Ujian dan Evaluasi

Soal Ujian 1

Soal: Diskusikan mekanisme resistensi bakteri terhadap antibiotik tetrasiklin dan langkah-langkah yang dapat diambil untuk mengatasi resistensi ini!

Pembahasan: Resistensi terhadap tetrasiklin dapat terjadi melalui beberapa mekanisme, termasuk peningkatan ekspresi pompa effluks yang mengeluarkan tetrasiklin dari sel, dan perubahan ribosom bakteri yang mengurangi afinitas tetrasiklin. Untuk mengatasi resistensi ini, strategi yang dapat diterapkan termasuk pengembangan tetrasiklin baru yang tidak mudah diekskresi oleh pompa effluks, penggunaan kombinasi terapi untuk mengurangi tekanan seleksi, dan pengendalian penggunaan tetrasiklin untuk mencegah penyebaran resistensi.

Soal Ujian 2

Soal: Jelaskan pentingnya teknologi diagnostik cepat dalam pengelolaan infeksi bakteri dan bagaimana teknologi ini dapat membantu dalam mengurangi resistensi antimikroba!

Pembahasan: Teknologi diagnostik cepat penting dalam pengelolaan infeksi bakteri karena memungkinkan identifikasi cepat patogen dan profil resistensinya, sehingga dokter dapat memilih terapi yang paling efektif tanpa harus menunggu hasil kultur yang memakan waktu. Ini membantu mengurangi penggunaan empiris antibiotik yang tidak tepat, mengurangi tekanan seleksi untuk resistensi. Contoh teknologi diagnostik cepat termasuk PCR dan MALDI-TOF MS, yang dapat memberikan hasil dalam hitungan jam atau bahkan menit.

Bagian V

Studi Kasus

Kasus 1

Profil Pasien

- Nama: Ny. Y
- Usia: 32 tahun
- Berat/Tinggi: 45 kg/155 cm
- Tanggal Masuk RS: 22 Juni 20XX
- Diagnosis Awal: Tipe 1 respiratory failure, HIV naive, SLE dengan lupus nephritis, ADHF, bilateral pleural effusion (kanan organized dan serous), HFrEF karena dilated cardiomyopathy, HT stage II, CAP (PSI Score 92), transaminitis, hypoalbuminemia, respiratory alkalosis, improving, pleuritis TB.

Keluhan Utama

Ny. Y datang dengan keluhan sesak napas yang dirasakan sejak satu hari, disertai nyeri epigastrium, mual, dan demam. Batuk jarang, tidak berdahak, dan tidak ada keluhan berkaitan dengan buang air kecil atau besar. Pasien juga mengalami penurunan berat badan signifikan sebesar 5 kg dalam dua bulan terakhir. Pasien menjalani kontrol rutin untuk lupus nephritis sejak Januari 2024 dan didiagnosis HIV pada 11 Juni 2024.

Timeline Klinis

22 Juni 20XX:

- Gejala: Sesak napas, mual, dan nyeri epigastrium.
- Pemeriksaan Fisik: Kondisi umum lemah, GCS 456, BP 153/107 mmHg, HR 101 bpm, RR 30/min, SpO2 100% pada SM 8 lpm.

- Diagnosis: Pengamatan sesak napas akibat overload syndrome, dugaan ADHF, bilateral pleural effusion (kanan organized dan serous), HIV naive, SLE dengan lupus nephritis, HFrEF akibat dilated cardiomyopathy, HT stage II, CAP (PSI Score 92), hypoalbuminemia, transaminitis, respiratory alkalosis.

23 Juni 20XX:
- Perbaikan gejala sesak napas dan nyeri perut.
- Keluhan masih ada berupa kelelahan dan sedikit sesak nafas.

24-26 Juni 20XX:
- Perbaikan bertahap pada gejala respirasi.
- Terapi meliputi PO Cotrimoxazole, IV Cefoperazone-Sulbactam, dan lain-lain.
- Dilakukan kultur darah dan cairan pleura.

29 Juni 20XX:
- Hasil kultur cairan pleura: *Nocardia cyriacigeorgica*.
- Penyesuaian terapi antibiotik berdasarkan hasil kultur.

Diagnosis dan Manajemen

Manajemen Awal:
- Perawatan suportif untuk gejala respirasi dan penanganan kondisi dasar (SLE, HIV).
- Terapi antibiotik disesuaikan dengan infeksi pasien.

- Monitoring dan penyesuaian terapi berdasarkan respons klinis dan hasil laboratorium.

Temuan Mikrobiologis:

- Kultur cairan pleura mengonfirmasi keberadaan Nocardia cyriacigeorgica.
- Kultur darah dan urin steril, menunjukkan infeksi lokal.

Diskusi Kasus

Kasus Ny. Y menyoroti kompleksitas dalam penanganan pasien dengan komorbiditas multipel, termasuk penyakit autoimun (SLE), infeksi HIV, dan infeksi sekunder seperti Nocardia. Adanya lupus nephritis dan status imunokompromais pasien akibat HIV naive memerlukan pemantauan ketat dan manajemen agresif terhadap infeksi.

Poin Pembelajaran Utama

1. Pendekatan Multidimensi:

- Penanganan kasus seperti ini memerlukan pendekatan multidimensi, mengaddress setiap kondisi dasar sembari mencegah dan mengobati infeksi.
- Kolaborasi antarspesialis dalam penyakit infeksi, reumatologi, dan pulmonologi sangat krusial.

2. Pengawasan Antimikroba:

- Pentingnya terapi antimikroba yang tepat berdasarkan hasil kultur untuk menghindari resistensi dan memastikan efektivitas pengobatan.

- Monitoring rutin dan penyesuaian terapi berdasarkan temuan klinis dan laboratorium.

3. Edukasi Pasien dan Tindak Lanjut:

- Edukasi pasien tentang kondisi mereka dan pentingnya kepatuhan terhadap regimen pengobatan.
- Memastikan tindak lanjut rutin untuk memantau progres penyakit dan respons terhadap pengobatan.

Kesimpulan

Kasus Ny. Y menegaskan tantangan dan strategi dalam penanganan infeksi kompleks pada pasien imunokompromais. Kolaborasi interdisipliner yang efektif dan kepatuhan terhadap praktik berbasis bukti sangat penting untuk mencapai hasil klinis yang optimal.

Kasus 2

Profil Pasien

- Nama: Tn. Z
- Usia: 25 tahun
- Berat/Tinggi: 85 kg/165 cm
- Tanggal Masuk RS: 14 Juni 20XX
- Diagnosis Awal: Pneumothorax spontan sekunder S on chest tube, TB Paru kasus baru terkonfirmasi bakteriologis on OAT fase intensif bulan ke-1, CAP PSI Score 75 class III, Transaminitis, Hiperbilirubinemia, Hiponatremia, Stress hiperglikemia DD DM tipe 2

Keluhan Utama

Tn. Z datang dengan keluhan sesak napas sejak dua hari, disertai batuk sejak dua bulan, dahak kekuningan, keringat malam, penurunan nafsu makan, dan penurunan berat badan dalam dua bulan terakhir.

Timeline Klinis

- 14 Januari 20XX:
- Gejala: Sesak napas, nyeri pada selang dada.
- Pemeriksaan Fisik: KU cukup, GCS 456, TD 120/70 mmHg, HR 100x/mnt, RR 25x/mnt, SpO2 98% on SM 8 lpm, t: 36.8°C.
- Diagnosis: Pneumothorax spontan sekunder S, TB Paru kasus baru, CAP PSI Score 75 class III, Transaminitis, Hiperbilirubinemia, Hiponatremia.

- Pemeriksaan Penunjang: Thorax AP/Lat menunjukkan pneumothorax yang bertambah, TB Paru, Efusi pleura kanan minimal, Emfisema subcutis hemithorax kiri.

15-26 Januari 20XX:

- Perbaikan Gejala: Sesak napas membaik, namun masih ada nyeri pada lokasi pemasangan selang dada.
- Pemeriksaan Lanjutan: Hasil kultur sputum menunjukkan *Streptococcus viridans*. Gene Expert sputum mengonfirmasi *Mycobacterium tuberculosis* dengan sensitivitas Rifampicin. Kultur cairan pleura menunjukkan *Chryseobacterium indologenes*.
- Manajemen: Terapi antibiotik termasuk Isoniazid, Rifampicin, Pyrazinamid, Ethambutol, dan Levofloxacin. Dilakukan perbaikan chest tube untuk pneumothorax kiri dan efusi pleura kanan minimal.

Diagnosis dan Manajemen

Manajemen Awal:

- Terapi Suportif: O2, diet tinggi kalori, dan cairan intravena.
- Terapi Antibiotik: Levofloxacin, Isoniazid, Rifampicin, Pyrazinamid, Ethambutol, dan Cefoperazone-sulbactam.
- Monitoring: Pemeriksaan laboratorium rutin, termasuk kultur sputum dan cairan pleura.

Temuan Mikrobiologis:**

Sputum: *Mycobacterium tuberculosis* dan *Streptococcus viridans*.

Cairan Pleura: *Chryseobacterium indologenes*.

Diskusi Kasus

Kasus Tn. Z menyoroti tantangan dalam penanganan pasien dengan komorbiditas seperti TB paru dan diabetes melitus. Penanganan yang komprehensif diperlukan untuk mengatasi infeksi sekunder, mengelola kondisi kronis, dan mencegah komplikasi.

Poin Pembelajaran Utama

1. Pendekatan Multidimensi:

- Penanganan kasus dengan komorbiditas memerlukan pendekatan yang terintegrasi, melibatkan berbagai disiplin ilmu untuk manajemen yang efektif.
- Kolaborasi antara spesialis paru, penyakit infeksi, dan endokrinologi sangat penting.

2. Pengawasan Antimikroba:

- Pentingnya terapi antimikroba yang tepat berdasarkan hasil kultur untuk menghindari resistensi dan memastikan efektivitas pengobatan.
- Pemantauan rutin dan penyesuaian terapi berdasarkan temuan klinis dan laboratorium.

3. Edukasi Pasien dan Tindak Lanjut:

- Edukasi pasien tentang kondisi mereka dan pentingnya kepatuhan terhadap regimen pengobatan.

- Memastikan tindak lanjut rutin untuk memantau progres penyakit dan respons terhadap pengobatan.

Kesimpulan

Kasus Tn. Z menegaskan pentingnya manajemen komprehensif pada pasien dengan infeksi TB dan komorbiditas. Kolaborasi interdisipliner dan pemantauan ketat sangat penting untuk mencapai hasil klinis yang optimal.

Daftar Pustaka dan Bacaan Lanjut

1. Murray, P. R., Rosenthal, K. S., & Pfaller, M. A. (2020). Medical Microbiology. Elsevier. Buku ini memberikan dasar yang komprehensif tentang mikrobiologi medis, termasuk bakteriologi, virologi, mikologi, dan parasitologi. Penjelasan tentang mekanisme patogenitas dan respon imun terhadap infeksi bakteri sangat membantu dalam menyusun materi.

2. Madigan, M. T., Bender, K. S., Buckley, D. H., Sattley, W. M., & Stahl, D. A. (2018). Brock Biology of Microorganisms. Pearson. Buku ini memberikan informasi mendalam tentang biologi mikroorganisme, termasuk struktur dan fungsi sel bakteri, pertumbuhan, dan genetika.

3. Todar, K. (2020). Todar's Online Textbook of Bacteriology. [Todar's Online Textbook of Bacteriology](http://www.textbookofbacteriology.net/). Sumber online yang komprehensif ini memberikan penjelasan detail tentang berbagai aspek bakteriologi, dari dasar-dasar hingga aplikasi klinis.

4. Janeway, C. A., Travers, P., Walport, M., & Shlomchik, M. J. (2001). Immunobiology: The Immune System in Health and Disease. Garland Science. Buku ini menjadi referensi utama dalam memahami sistem kekebalan tubuh dan respon imun terhadap infeksi bakteri.

5. Abbas, A. K., Lichtman, A. H., & Pillai, S. (2021). Cellular and Molecular Immunology. Elsevier. Buku ini memberikan wawasan mendalam tentang imunologi seluler dan molekuler, termasuk mekanisme kerja sistem imun dan interaksinya dengan patogen.

6. Levinson, W. (2020). Review of Medical Microbiology and Immunology. McGraw-Hill Education. Sumber ini sangat berguna untuk review konsep-konsep utama dalam mikrobiologi dan imunologi, termasuk patogenitas bakteri dan strategi pengobatan.

7. Cowan, M. K. (2020). Microbiology: A Systems Approach. McGraw-Hill Education. Buku ini menyediakan pendekatan sistematis untuk memahami mikrobiologi, dengan penekanan pada hubungan antara mikroorganisme dan penyakit.

8. Baron, S. (1996). Medical Microbiology. University of Texas Medical Branch at Galveston. Buku ini merupakan sumber daya yang penting untuk memahami mikrobiologi medis, termasuk diagnosis dan pengobatan infeksi bakteri.

9. Greenwood, D., Slack, R. C. B., & Peutherer, J. F. (2012). Medical Microbiology: A Guide to Microbial Infections: Pathogenesis, Immunity, Laboratory Diagnosis, and Control. Churchill Livingstone. Buku ini memberikan panduan lengkap tentang patogenesis, imunologi, diagnosis laboratorium, dan kontrol infeksi mikroba.

10. Riley, L. W., & Chatterjee, D. (2014). Bacterial Pathogenesis. ASM Press. Buku ini membahas mekanisme patogenitas bakteri dan interaksinya dengan sistem imun, memberikan pemahaman yang mendalam tentang dinamika infeksi bakteri.

11. Fischetti, V. A., Novick, R. P., Ferretti, J. J., Portnoy, D. A., & Rood, J. I. (2000). Gram-Positive Pathogens. ASM Press. Sumber ini memberikan informasi terperinci tentang bakteri gram-positif dan mekanisme patogenitasnya.

12. Kumar, V., Abbas, A. K., Aster, J. C. (2020). Robbins & Cotran Pathologic Basis of Disease. Elsevier. Buku ini menjadi referensi penting dalam memahami dasar-dasar patologis penyakit infeksi, termasuk yang disebabkan oleh bakteri.

Referensi-referensi ini menjadi fondasi dalam penyusunan buku "Imunitas terhadap Infeksi Bakteri: Panduan Seru untuk Mahasiswa Kedokteran Tahun Pertama dalam Dunia Penyakit Infeksi". Semoga buku ini dapat menjadi sumber belajar yang berguna dan menginspirasi bagi para mahasiswa kedokteran.

Glossary

Adhesi: Proses dimana bakteri menempel pada permukaan inang.

Antibiotik: Senyawa yang digunakan untuk membunuh atau menghambat pertumbuhan bakteri.

Antigen: Molekul yang dapat merangsang respon imun.

Biofilm: Komunitas bakteri yang melekat pada permukaan dan dilindungi oleh matriks ekstraseluler.

Bakteriofag: Virus yang menginfeksi bakteri.

CAP: Community-acquired pneumonia, pneumonia yang diperoleh di luar rumah sakit.

DNA (*Deoxyribonucleic Acid*): Molekul yang mengandung informasi genetik bakteri.

Endospora: Struktur tahan yang diproduksi oleh bakteri untuk bertahan dalam kondisi ekstrem.

Gram-positif: Bakteri yang mempertahankan pewarnaan kristal violet dalam teknik pewarnaan Gram.

Gram-negatif: Bakteri yang tidak mempertahankan pewarnaan kristal violet dan memerlukan pewarnaan kontras.

***Horizontal Gene Transfer* (HGT):** Transfer material genetik antara organisme bukan melalui pewarisan vertikal.

Imunitas Adaptif: Respon imun yang dihasilkan setelah paparan antigen spesifik.

Imunitas Bawaan: Respon imun yang tidak spesifik terhadap patogen.

Kultur Bakteri: Teknik penumbuhan bakteri pada media tertentu untuk identifikasi dan studi.

Lactobacillus: Genus bakteri yang menguntungkan dalam usus manusia.

Lipopolysaccharide (LPS): Komponen utama membran luar bakteri Gram-negatif yang berperan dalam patogenisitas.

Mutasi: Perubahan permanen dalam urutan nukleotida DNA.

Nukleoid: Area dalam sitoplasma yang mengandung DNA bakteri.

PCR (*Polymerase Chain Reaction*): Teknik molekuler untuk mengamplifikasi segmen DNA.

Plasmid: Molekul DNA sirkular kecil yang dapat mereplikasi secara independen dari kromosom bakteri.

***Quorum Sensing*:** Mekanisme komunikasi antar sel bakteri menggunakan molekul sinyal kecil.

Resistensi Antibiotik: Kemampuan bakteri untuk bertahan hidup meskipun terpapar antibiotik.

Siklus Pertumbuhan Bakteri: Fase-fase yang dialami populasi bakteri dari waktu ke waktu.

SLE (*Systemic Lupus Erythematosus*): Penyakit autoimun kronis yang dapat mempengaruhi berbagai bagian tubuh.

Transduksi: Transfer DNA bakteri oleh bakteriofag.

Transformasi: Pengambilan DNA bebas dari lingkungan oleh bakteri.

Vaksin: Preparat yang merangsang sistem imun untuk menghasilkan respon protektif terhadap patogen.

Indeks